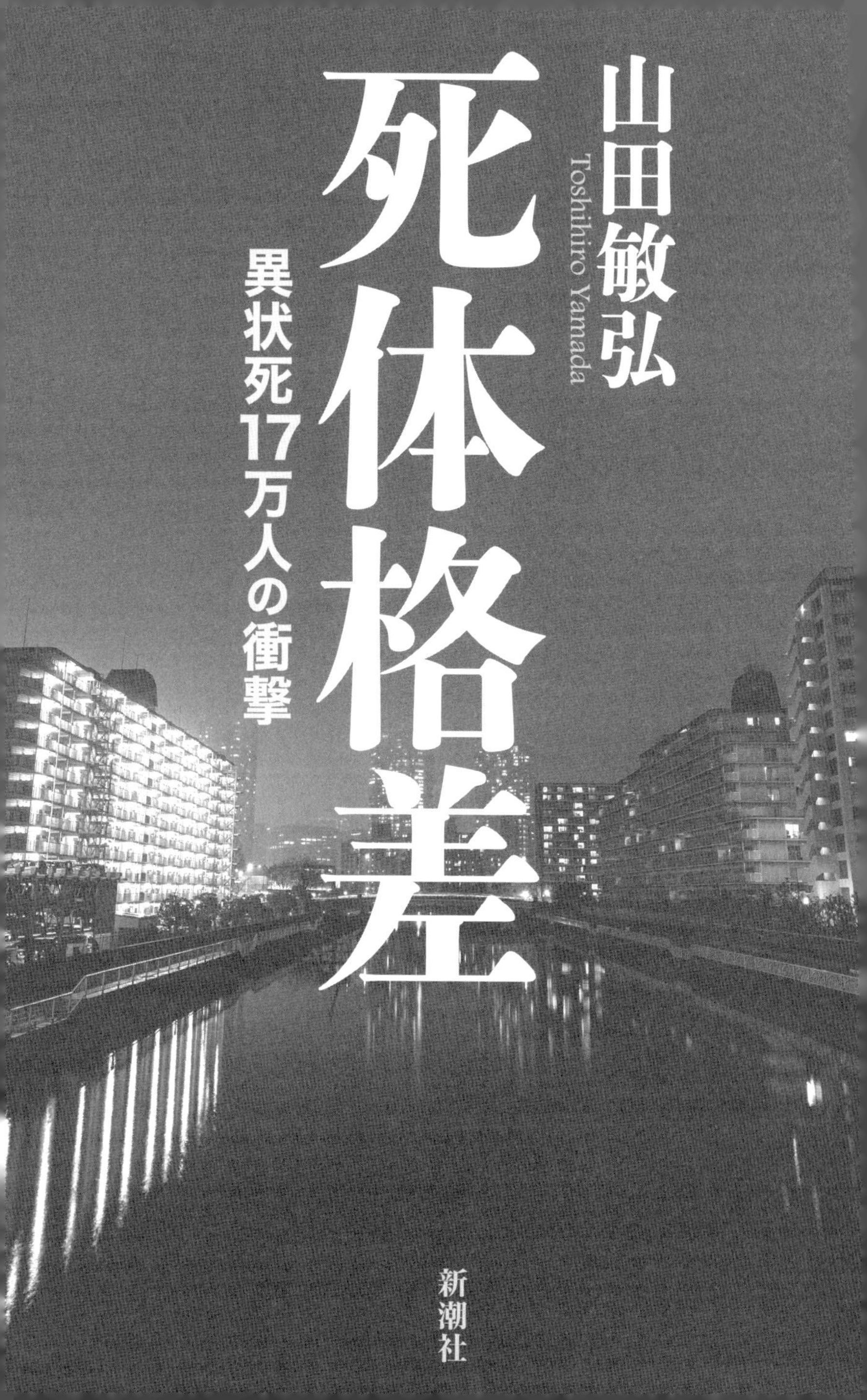

山田敏弘
Toshihiro Yamada

死体格差

異状死17万人の衝撃

新潮社

はじめに　コロナ禍の死の現場から

2020年3月、東京都台東区で高齢の女性がひどい風邪の症状を訴えて近所の総合病院に運び込まれた。女性はそこで診察を受けて、様子を見るためにその晩、病院で過ごすことになった。

当時、中国・湖北省武漢市を発生源として、新型コロナウィルスが国境を越えて感染拡大していた。日本国内でも感染者が急激に増え始めたころで、メディアでも未知のウィルスへの関心の高さから、連日大きく報じられていた。

日本で最初に感染者が確認されたのは1月15日のことだった。さらに横浜港に停泊したクルーズ船「ダイヤモンド・プリンセス号」でクラスターが発生し、感染の検査キットやマスク不足などが話題になった。2月13日には、神奈川県に住む80代の女性が死亡し、日本で初めての新型コロナ死者が確認された。よくわからないウィルスが目に見えないまま拡散していくその不気味さは、多くの国民を不安に陥れた。

冒頭の高齢女性が病院に運ばれたのも、そんな恐怖が世の中に蔓延し、まだ感染の有無を調べるＰＣＲ検査もままならない時期であった。厚生労働省が「37・5℃以上で4日間継続」という状況でなければ検査を受けさせなかったからで、医療現場でも明らかにおかしな患者が出ていてもほとんどPCR検査ができない混乱状況だった。高齢女性が入院した病院ではさらに、中国からの帰国者との接触歴がなければPCR検査は受けられなかった。

この女性は、入院してすぐに死亡した。死亡診断書の死因の欄には「急性肺炎」と書き込まれた。ただ、なぜ彼女が急性肺炎になったのか、その原因を誰も究明することはなかった。

この女性の遺体処理に関わった葬儀関係者によると、遺族は女性が新型コロナに感染していたのではないかと、かなり疑っていたという。さらに病院も疑っていた節があった。なぜなら、遺体は念のためにということで、ジッパーが付いて密閉できる納体袋に入れて引き渡されたからだ。しかも看護師からは「体調不良になったらすぐに連絡を」とも言われていた。

葬儀関係者も、「正直言うと現場の葬儀社職員たちも、急性肺炎で亡くなって納体袋で運ばれていたことで『おばあさんは新型コロナで亡くなったのではないか』と不安がっていました」と語った。

遺族は限られた家族だけでひっそりと近くの葬儀場で告別式を行なった。

葬儀が終わり、数日経ってから、この葬儀関係者のところに遺族から連絡が入った。高齢女性の娘が新型コロナ陽性になったことが確認され、さらに他の家族にも感染者が出ているという内容だった。

もちろん、今となっては亡くなった高齢女性が新型コロナ陽性だったのかも、家族がそこから感染したのかも確認する術はない。日本では遺体は死亡から比較的早くに火葬され、灰となってしまうからだ。

もし死の原因をきちんと究明して新型コロナ陽性が判明していたとしたら、新型コロナで亡くなった患者のケースのように、遺体を直ちに荼毘に付すなど感染リスクを減らすための対処はできたかもしれない。死亡した感染者から新型コロナに感染する可能性も指摘されてきていたからだ。葬儀関係者なども、万が一の感染リスクに晒されることはなかったかもしれないし、家族を隔離させるなどの対応もできただろう。

亡くなった人の死因をきちんと究明することが、生きている人の生命や安全に寄与する。また巷間に広がる感染を防ぐだけでなく、人々の不安も払拭する助けになる。


日本のみならず世界中を覆っているコロナ禍で、特に日本で浮き彫りになった、積年の問題点がある。それは、死者の死因がきちんと究明されていないことだ。

２０２０年に日本で死亡した人の数は、１３８万人を超える。その中で、病院以外で死亡するようなケースは17万人ほど。そこにはいわゆる孤独死や路上での死なども含まれ、高齢化と〝無縁化〟が進む日本で数を増やし続けている。

日本では、病院での診療の過程で、病気などで死亡する場合は「普通の死」として扱われ、死亡診断書が医師の手によって書かれる。一方で、病院以外で死亡する場合は「異状死」と分類され、警察が扱う（病院に運ばれてすぐに死亡した場合なども含まれる）。犯罪性のある遺体も含まれるが、異状死体では死因をきちんと明らかにしないまま葬られてしまうケースが多い。

ただでさえ死因究明の〝水漏れ〟があるのに、その裂け目はコロナ禍で広がってしまった。新型コロナ陽性で入院して病院などで治療を受けていたが死亡したというケースは、医師によって「新型コロナによる死亡」と死因が特定され、死亡診断書が書かれる。

では病院外で死亡したらどうなるのか。

異状死体は現場に臨場した警察が扱うことになる。犯罪性が疑われたりすれば、法医学者による司法解剖に付されることになるが、混乱の中でも基本的に、全国的に司法解剖が滞ることはなかったという。犯罪遺体の場合は、捜査や裁判に必要になるので解剖は不可欠なのだ。

問題はここからだ。警察は解剖に回す前に保健所などに遺体のPCR検査を依頼するのだが、関東のある法医学者によれば、「PCR検査で新型コロナ陽性とわかり、犯罪性が低いと推測されたものは解剖が行われなかった。警察のほうで調べて感染している遺体はもってこなかったのでこちらは何も心配せずに解剖をしていた」。

つまり、外見から明らかな死因がわからない遺体がPCR検査でコロナ陽性だと判明すれば、「新型コロナによる死亡」とみなされ、正確な死因が追究されないことになる。つまり、犯罪遺体がスルーされ、犯罪の見逃しが起きてしまう可能性がある。

実は、警察が扱った異状死体で新型コロナに感染していた遺体は少なくなかった。警察庁の発表では、２０２０年12月の１カ月間に報告された異状死体のうち、新型コロナに感染していたと判明したのは全国でわかっているだけで56人。翌２０２１年１月は少なくとも１３２人が新型コロナに感染していたと明らかになっている。

さらに２０２０年12月から２０２１年１月25日までに自宅やホテルなどで療養中に新型コロナで死亡した人の数は、少なくとも29人に上る。

しかも厚生労働省は、新型コロナに感染し、自宅療養中に死亡した人の数を「把握できていないケースがたくさんあり、網羅的には把握していない」と認めている。どれほどの異状死体が新型コロナに感染していたのか、もはや調べることすらできない状況にある。

自宅などでの療養中に死亡するようなケースでは、コロナ禍でなくとも、死因をあらためて調べないことが多い。もしかしたら別の理由で死んでいたかもしれないのに、だ。何者かにわからないように殺されていたという可能性だってある。

はっきり言おう。日本では、死ぬ場所や地域によって、死者の扱いが異なる。法律の不備に由来する構造問題の結果、すべてのしわ寄せは死因を特定する解剖の現場にあらわれているのが実情だ。

病院の外で死を迎えた異状死体を扱い、司法解剖などを行っているのは、日本に１５０人ほどしかいない法医学者（法医解剖医）である。医師免許をもつ大学の教授をはじめとする、死体の死因を突き止めるプロたちだ。

本書では、日本における死体の扱われ方について、現場で奮闘する法医学者らの証言をもとに徹底的に明らかにしていく。

２０２０年２月、国立感染症研究所は、新型コロナ感染者の死体解剖について、「新型コロナウイルス感染症（COVID-19）の剖検における感染予防策」や、「COVID-19症例の剖検プロトコル」を示している。そこには、死因究明などの解剖によって、更なる感染が起きないよう、換気して空気を循環させるフィルターなどの設置が求められ、さらに「剖検台は天井から床面に向かって一方向に空気が流れることによりエアーカーテンを作るラミナフローシステムを内蔵した剖検台を使用」などと細かく指示が記載されている。

しかし日本で法医解剖を行なっている機関では、これらの要件を満たすところが少ない。

２０２０年７月、日本法医学会は新型コロナ感染者の死因究明のためにどれだけの施設が安全に法医解剖などを行えるかを調査し、その結果を発表している。

それによれば、日本で法医解剖が行える90機関のうち、新型コロナ陽性の遺体を受け入れる体制が（換気などの）設備的にも整っていると答えたのは25機関のみだった。

また、設備以前の問題として、新型コロナの遺体は扱えないと答えたのは39機関に上っている。拒否の理由は、「未知の面が多いウィルスである」「大学としての方針」などが挙がっている。

さらに日本法医学会も、それらを踏まえた上で、「原因不明の肺炎を疑う解剖にあたっては、解剖前にCOVID-19感染の確認を行うようにとの国立感染症研究所からの要請があり、各医療機関あるいは所轄の保健所に検査を依頼する必要がございます」と発表している。

とはいえ、保健所も数多くのＰＣＲ検査を行う必要があるために、地域によっては、死体のＰＣＲ検査まで手が回らないという状況もあった。そのため、各地で保健所が死体の検査は受け付けないという事態が発生した。ある東京都内の法医学者は、「２０２１年になって、保健所から遺体のＰＣＲは困ると正式に断られた警察もある」と語っている。

コロナ禍では、新型コロナ陽性かどうかわからない異状死体を解剖する可能性があったため、医師で構成される日本法医病理学会は、「死体における感染可能時間については、確定した報告はないが、感染リスクを低減するため、死後48ないし72時間以上経過してから解剖する」と決め、また解剖自体でも、「口腔からアルコール注入後、酒精綿で鼻口孔を密栓する」「臓器の移動は最小限にとどめる」「頸部（筆者注：首）は肺と連続させたまま摘出する。そのまま速やかにホルマリンに容れ、固定する」といった解剖方法を急遽指示している。新型コロナの解剖は、二次感染など危険が伴うからだ。

だが、感染の有無が確認できなければ、法医学者たちが解剖できない場合も出てくる。つまり、死因を究明することがないまま遺体は火葬されてしまう。コロナ禍の当初から「犯罪の見逃しが起きてしまいかねない」と苦言を呈す法医学者たちもいる。最近は医療従事者のワクチン接種が広がっているなど状況は多少改善しつつあるが、現場はまだ混乱している。

繰り返すが、こうした構造問題は、新型コロナ発生前から日本に存在していた。

死はすべての人たちに平等に訪れる。にもかかわらず、死んだ状況や場所、地域などによって、死体の扱われ方には格差が存在している。「死体格差」と言っていいだろう。

死んだ後に、自分が人間としてどう扱われるべきか。それが生きている私たちにどう影響を与えるのか。本書が、それを考えるきっかけになればと願う。

本書で取り上げる事例はすべて、取材に基づいた事実を元にしている。ただ、プライバシーを考慮して遺体などの属性を曖昧にしたり、日時や場所などを変えた部分もあることをご理解いただければと思う。それを条件として、各地の法医学者たちがこの本のための取材に、忙しい中で惜しみない協力をしてくれたことを付け加えておく。未知のウィルスが蔓延しようが、地下鉄で猛毒を使ったテロ事件が起きようが、日本全体を震撼させるような殺人事件を担当しようが、不十分な環境の中で、日々、死体と向き合う彼らは個性豊かで、ひとりの人間としても魅力的だ。

それでは、日本で暮らす誰もが最後に経験する死の現場へ、ご案内しよう。

（文中敬称略）

死体格差　異状死17万人の衝撃　目次

死体格差　異状死17万人の衝撃

第一章

地域で異なる死因究明

解剖の現場

春一番かと思うような強風が吹き荒れた、ある晴れた日。その人物は、大学のキャンパス内を足早に歩いていた。朝9時に搬送される予定の遺体の司法解剖を執刀するために、所属する医学部の法医学教室に向かう。

法医学教室の一角にあるオフィスに到着すると、スタッフに挨拶をし、解剖に立ち会う助手とも簡単にやりとりをして、急ぎの書類に目を通したり郵便などのチェックを手早く済ませた。

その後、手術着に着替えて、やっと自席に腰を下ろした。自分で淹れたコーヒーに口をつけて一息ついたかと思いきや、すぐにバタバタとオフィスを出た。そして、そのまま解剖室に向かった。

解剖室に着くと、関係者以外立ち入ることのできない重いステンレス製のドアを開ける。先には解剖台が見える。その近くには遺体を運んできた納体袋が置かれており、警察官が数人がかりで遺体を解剖台に乗せようとしていた。

解剖前に、発見時の状況や捜査情報などを警察から詳細に聞き取りをする。遺体を見る前に法医学者は基本的な情報を頭に叩き込んだ。

「では、始めましょう」

「お願いします」

法医学者のその言葉で、解剖助手や警察官たちが頭を下げる。そして遺体の周りに皆が集まる。全員が、解剖のための医療用ガウンを身につけ、ビニールの透明エプロンを着けている。足元はゴムの長靴。手には医療用の手袋を着け、さらにその上から、柔らかい臓器などが滑らないよう軍手をはめている。

頭には手術帽、マスクにプラスチックのゴーグルという完全防備の出立ちである。

変死体の解剖は危険である。死因がわからないため、感染を起こすような病気で死んだ可能性もあるし、周囲を巻き込むような毒などで死んだのかもしれない。また、人は死んだ瞬間から腐敗が始まるため、遺体を扱うのには対策が不可欠となる。

解剖台に乗せられたその遺体は、腐敗して強烈な臭いを発していた。

70歳代の独居男性。

連絡が取れないために心配した息子夫婦が男性の自宅を訪れると、死亡しているのを発見した。寝室の入り口あたりでうつ伏せに倒れており、身体の周りは腐敗汁が滲み出て赤茶色の水っぽいシミになっていた。首から顔にかけて、5ミリほどの白く細長い蛆虫《うじむし》がびっしりと覆っていた。

遺体は、顔や身体の一部は腐敗して真っ黒で、身体は薄い緑っぽい色も見られるが、全体的には黒褐色をしていた。死後1カ月ほど経っており、死後変化はかなり進んでいた。死因はまったく不明で、事件性があるのかすらわからないが、鍵のかかった自宅でうつ伏せに倒れたまま発見された不自然な状況であるため、現場で遺体を視《み》た検視官（警察官）は解剖が必要だと判断した。

法医学者はまず、遺体をじっくりと観察し、死因につながるような異常がないかを調べる。口頭で述べられていく所見を、助手は一つ一つ、メモにとっていく。遺体は変色しているために、通常の遺体解剖と比べて得られる情報が限られていた。

ひととおり観察し終わると、次は、大きめのメスを手にする。

まず両肩を線で結ぶように、スッとメスを入れる。そして首の下あたりから、お腹に向かって身体を切り開いていく。まるでTの字を書くかのように。お腹からはそれぞれの足の足首までメスを入れる。全身の内部を確認するためだ。

そこから丁寧にメスを入れ、皮を引っ張りながら筋肉を切り離していく。遺体は運ばれてくるまで警察署の冷蔵庫に入っていたために、かなり冷たい。

皮を剝ぎながら、皮下に鬱血など異常がないかを調べる。それが終わると、筋肉も切り開いて、肋骨を専用のペンチのような剪刀で切断し、大きく胸を開ける。手際良く臓器を一つ一つ取り出していきながら、記録のために次々と写真を撮影していく。

撮影のために臓器を置く白い台は、血液などが写真に映り込まないように丁寧に雑巾で拭かれる。腐敗した遺体の場合、臓器も溶けて崩れてしまっているために、この作業も普段通りにはいかなかった。

各臓器にゆっくりとメスを入れながら異常がないかを調べていく。特に心臓は、手のひらの上に置いて、何か病変などがないか目を近づけて注意深く、細かく切り刻んでいく。非常に繊細な作業だ。そして心臓周辺の血管から、心臓の内部などを徹底的に見る。

「冠動脈はかなり閉塞していますね」

そう法医学者はつぶやいた。さらに少しすると「動脈の硬化が強い」と続けた。

胃も取り出し、慎重にハサミで切って内容物を容器の中に出す。胃からは黒いどろどろとした塊が出てきた。それをすくって、おたまのような裏ごし器に乗せて、蛇口の水をゆっくりと掛け流しながら内容物を確認していく。遺体同様に胃の中の物も腐敗していると考えられ、それが何なのかはまったく見当もつかなかった。この時点で血液や胃内容物、尿などはさらなる検査に回されることになった。

脳も調べるために、頭蓋骨を開いてみる。

脳天の髪の毛をゆっくりと櫛でとかして、メスを入れる場所を決める。そして左右に一直線に切り、頭蓋骨をむき出しにする。そこから電気ノコギリで頭蓋骨を開けた。すると、予想通り、脳は原形をとどめていないのがわかる。そこから病変などを確認することはできなかった。

腐敗の進んだ遺体から得られた限られた情報の中で、死因につながると考えられるのは、冠動脈の閉塞だった。法医学者は、解剖後にまとめられる報告書に、冠動脈が99％閉塞していたと書き記した。念のため、採取した臓器の組織を薬毒物検査して、死因につながるさらなる情報がないかを調べることになった。

腐乱死体であっても、開いた体はきちんと縫い合わせ、綺麗に身体を洗い流す。死者への敬意を忘れてはいけない。

死体解剖保存法の第20条にはこう書かれている。

「死体の解剖を行い、又はその全部若しくは一部を保存する者は、死体の取扱に当つては、特に礼意を失わないように注意しなければならない」

別の大学にある法医解剖室を訪れた際には、こんな注意が書かれた張り紙があったのを覚えている。

一、解剖室の入退室に際しては一礼をすること
一、私語を慎むこと（但し、学問的な討議はこの限りではない）
一、解剖風景や遺体について私的に写真を撮らないこと

医学生などの見学者であっても、白衣のポケットに手を突っ込んだままなどは言語道断。遺体に対して不遜な態度をとらないよう、法医学に携わる者たちは日頃から教育されている。

腐乱死体の解剖を終えた法医学者は、検視官に渡す解剖の報告書を書き終えると、解剖室を後にした。これからさらに詳細な鑑定書を所轄警察の担当者のために書くことになる。

この日、解剖室にいたのは4時間ほど。常に集中を求められ、水も飲めず、一歩も外に出ることはできない。立ちっぱなしで、かなり体力のいる作業だ。

これが、法医学者が日常的に行なっている法医解剖の現場である。

テレビや映画とは違う

法医学の世界は奥深い。遺体を解剖し、死因の究明を行い、薬毒物の検査をして、人がどのように死亡したのかを究明する。

大学の医学部でも、「法医学」というのは独特な分野である。人々が生きていくために医療行為を施す臨床の医学とは違い、法医学では基本的に、死んだ人に医学を適用する。どちらも大事な医療行為であることに変わりはない。

長年、日本のみならず世界でも映画やテレビなどで題材にされてきたことからも、法医学者の仕事が興味をもたれていることは確かだ。

遺体の解剖を行う法医学者が、自分たちが担当してきたケースを書き残している書物も少なくない。事実は小説よりも奇なり、という言葉を地で行くような興味深い事例が紹介されていて、根強い人気を誇っている。

ただ、日本の法医学者そのものに焦点を置いた記録は多くない。法医学者でも医師でもない第三者が、客観的に法医学者たちについて書いた本も日本ではほとんどない。そのような角度から日本の法医学の世界を見ていけば、日本の死因究明制度の「現在地」を知ることができるのではないか――。そこから、この本の取材は始まっている。

人々がどんな原因で死んでいるのかを知ることは、国や社会にとって必要不可欠である。死因を知ることで、生きている私たちが安全に生きるためのヒントが得られるし、政策立案者はそれに沿って、公衆衛生の政策を議論できるからだ。例えば、未知の感染症で人が死んでいることがわかれば、感染を食い止めるための方策を考えられる。死因をきちんと調べていなければ、そうした対策もとれない。

新型コロナウィルス感染症でも、最初に症例が報告された中国の武漢できちんと死者の死因究明をして、ひどい肺炎で死亡している人たちが増えている事実を把握し分析と対策ができていれば、その後に大勢の感染者と死者を出したり、世界中の人の往来を止め大きな経済損失を生む状況はもっと早く食い止めることができたかもしれないのである。

最初に新型コロナが見つかったのがアメリカだったなら、その後の状況は全く違っただろう。死者が出た場合はなおさらだ。第四章でも詳述するが、アメリカには多くの地域で、独立した立場で死因究明を専門とするメディカル・イグザミナー（法医学者である監察医）またはコロナー（検視官）制度があり、異状死体はきちんと解剖して死因を究明する。さらに情報機関にも医療に特化した組織が存在し、国内外の公衆衛生にまつわる情報も常に収集している。例えば、新型コロナウィルスの調査も行なっていた国立医療インテリジェンスセンター（ＮＣＭＩ）は米軍の国防情報局にある医療関係の情報機関だ。

日本ではどうか。病院で人が死ぬ場合、ほとんどのケースで死因は病院にいる臨床医の手で明らかになる。病と死の因果関係が明確だからだ。だが、病院で死ぬ人ばかりではないのが現実だ。２０２０年、日本では１３８万人以上が死亡しているが、そのうち病院で死亡する以外の異状死は、全国で17万人にも上る。

日本法医学会の「異状死ガイドライン」には異状死の定義がこう書かれている。

・外因による死亡（筆者注：自殺、他殺、事故など）
・外因による傷害の続発症（筆者注：事故などの後に発生する疾患など）、あるいは後遺障害による死亡
・上記２点の疑いがあるもの
・診療行為に関連した予期しない死亡、およびその疑いがあるもの
・死因が明らかでない死亡

日本では現在、病院外で死体が発見されると何が起きるのか。

死体を発見した人は、まず警察に通報するだろう。すると、警察は直ちに現場に来て、死の状況を調べる。これは検視と呼ばれる。検視を専門とする警察官は検視官と呼ばれ、警視や警部の階級にあり、刑事歴10年以上の経験または殺人事件などの捜査に4年以上従事した経験をもち、警察大学校で法医学などの研修を受けた後に着任する。

検視によって事件性があると判断されれば、死体は司法解剖に回される。殺人事件など刑

事事件で証拠として使われることが多いために緻密な調査が求められる。

　司法解剖は、法医学の専門的な訓練を受けた法医学者である法医解剖医だけが担当できる。法医学者は死体の専門家だ。日本で法医解剖医になれるのは、大学医学部の法医学教室の教授や准教授などだ。

　では異状死体が発見されたが、検視で犯罪性がないと判断された場合はどうなるのか。ほとんどの地域ではそのまま葬儀にまわされ、火葬される。役所への届け出が必要になる死体検案書（異状死ではなく病院で死亡したなどの場合は死亡診断書）には死因を書く欄があり、医師のサインが必要なため、警察と協力関係にある近くの開業医などにそれを依頼している。

　このような医師は警察医と呼ばれ、警察の要請でその場に呼ばれて、死体を表面から見て「心不全」などと死因を記載する。人は最終的には心機能の不全によって生を閉じるので、「心不全」は間違いではないが、何も言っていないのと同じだ。

　警察医や警察で検視を担当する検視官は、死因究明について医学的な専門知識を持っていない。つまり、法医学の専門家によってきちんと死因の究明が行われないまま死亡理由が推測されて、おしまいなのである。

　ただし、例外がある。「監察医制度」だ。犯罪性の有無を確かめる司法解剖とは異なり、犯罪性はないとみられる死体の解剖（行政解剖）を行うなどして死因を調べようとする制度だ。戦後、ＧＨＱ（連合国軍最高司令官総司令部）が人口の多い都市部で疫病などが発生していないかをきちんと調べる必要があるとして、公衆衛生目的で設置した。監察医制度は、厚

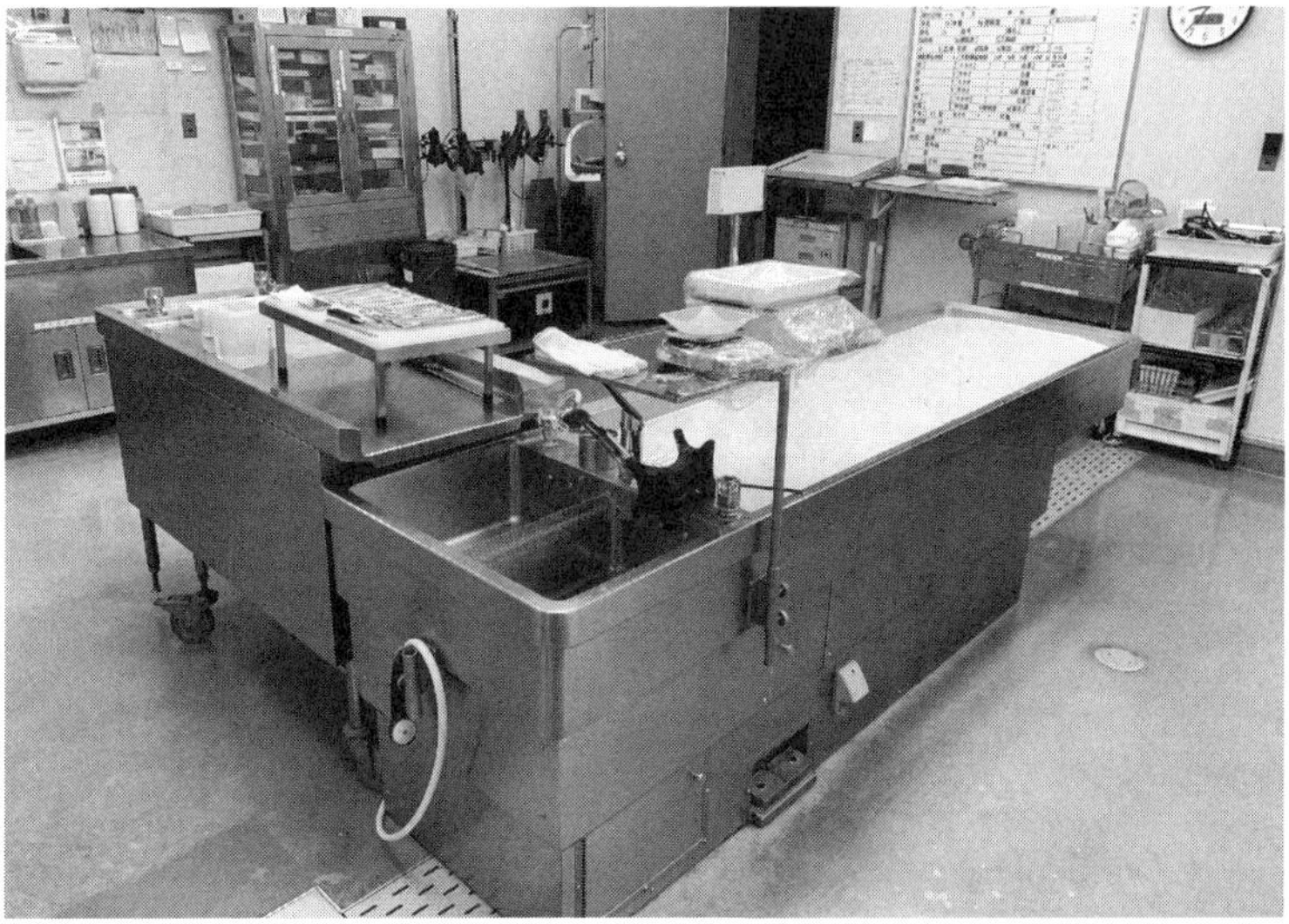

法医学教室の解剖室

生労働省が所管し、自治体がその費用を支払っている。現在、監察医制度がきちんと機能しているのは、東京23区と大阪市、そして神戸市のみで、これら3地域には、それぞれ「東京都監察医務院」「大阪府監察医事務所」「兵庫県監察医務室」が存在する（名古屋市も監察医制度はあるが機能していない）。三つとも行政機関が運営しており、監察医は自治体の知事によって任命される非常勤の医師だ。警察に異状死の報告があり、検視官が行政解剖の必要があると判断すれば、監察医務院を通して監察医に要請が出される。

この一点だけをみても、死因究明には大きな地域格差が存在していることがわかるだろう。死ぬ場所によって私たちが死んだときの扱いは大きく変わるのである。

そして複数の制度が混在する日本の現状は世界的にみても独特のものだ。

警察庁が担当している事件の解明を目的とした司法解剖（刑事訴訟法に基づく解剖）の制度はもともとドイツの刑事システムを基礎として日本でも導入されたものだ。警察主導であるために、捜査機関がその実施を取り仕切っている。

一方で、自治体が担う監察医制度などの公衆衛生目的の行政解剖（死体解剖保存法に基づく解剖）は、GHQによって定められ、アメリカのメディカル・イグザミナー（法医学者である監察医）制度をモデルに設置している。

つまり、日本にはドイツとアメリカの二つのシステムが共存していることになる。これが日本の死因究明に混乱をもたらしていると言っても過言ではない。

解剖率から見えてくるもの

そこへ２０１３年に「死因・身元調査法」という法律が施行され、「調査法解剖（新法解剖）」と呼ばれる解剖制度が新たに追加された。

調査法解剖は、警察署長の権限で、事件性はないが死因がきちんと特定できないケースで異状死体を強制的に解剖できると定めている。監察医制度のない地域でも異状死体の強制的解剖を可能にするものだ。

だがこの新たな制度を加えても、日本ではまだ死因究明のための解剖が十分に行われているとは言い難い。

数字を見るとわかりやすい。これは監察医制度のある東京都の２０１９年の数字だ。

異状死体数　２万１５９４体
司法解剖　１６５体
調査法解剖　５９３体
その他の解剖（監察医制度または行政の解剖）　２９５２体
解剖率　17・２％

日本でトップクラスの解剖率である東京都ですら、病院外で死亡した異状死のうち83％は解剖もせずに死因を決めているということだ。

　では日本で最も解剖率が低い広島県ではどうか。

異状死体数　３１８３体
司法解剖　37体
調査法解剖　２体
その他の解剖（監察医制度または行政の解剖）　０体
解剖率　１・２％

　監察医制度がない広島県では、病院以外で死んだ人の99％で、解剖による死因究明を行なっていない。はたして異状死体の「死の真実」をどこまで把握できているのか。

　解剖数の少なさだけでなく、解剖の担い手すなわち法医学者の少なさも深刻だ。現在、日本には１５０人ほどの法医学者がいる。司法解剖を行える法医学者は各都道府県に１人ないし２人しかいない。また大都市でも全く人手が足りていない状況だ。

　こうした地域による死因究明の差は「死体格差」だと言っていい。この本の取材に応じたある法医学者はこう断言した。

「これは死体の格差、つまり解剖数の格差というレベルではなく、死因究明の質の格差だ」

　日本の死因究明には様々な問題がある。

根本的な制度の問題や予算不足、所管省庁の縦割り問題――。こうした問題の中で、突然死した遺体の尊厳を守るために、また、生きている私たちのために、黙々と死体と向き合って死因を究明しているのが、法医学者なのである。

異状死体と向き合い続ける法医学者たちは何を見ているのか。それは死してなお平等に扱われない日本に暮らす私たちが、自分たちの生と社会の実相を理解するうえで、知るべき現実である。

第二章　捜査に都合よく使われる死因

事件のストーリーが作られる？

玄関を開けると、はにかんだような柔らかい表情を見せる大野曜吉が、「ああ、こんな所まで足を運んでくれて、ありがとうございます」と言って出迎えてくれた。10年ほど前に知り合ってから全く変わらない。

大野は日本の法医学分野で知らぬ者がいない著名な法医学者である。事件史に残る業績を残している人物だ。

私は、新型コロナウィルス感染症の感染状況が小康状態になったタイミングで大野と会うため、こぢんまりとした賃貸マンションを訪問していた。

というのも、2019年3月いっぱいで日本医科大学を定年退職した大野が、そこにひっそりと「法医学相談室」なるものを開設したと耳にしていたからだ。

大野と私は、マンションの一室で、お互いの近況を報告し合った。

その流れで、どうして退職後も法医学にかかわる仕事を続けているのかと質問すると、大野は「まあ、やり残したことがあるってことですよ」と言った。

法医学の世界でやり残したこと――。

おうむ返しに尋ねると、大野は続けた。

「一つには、冤罪事件の多さが気になりますね。警察や検察で事件のストーリーが作られてしまうことがあるんです。いつ巻き込まれるかもしれません。いつ事件の当事者にされるかもしれないのです。私たちだって、ほんとうに冤罪かどうかわからないけども、冤罪の可能性があると再審の請求が出てくる。明らかに有罪だろうと思うような無理筋のものも少なくないけどね。でも、冤罪事件に法医学が加担することがないように、やはり死因究明の鑑定は続けないといけないと思い至ったのです。若い法医学者たちがよくわからないまま警察などの主張に流されてしまわないようにね」

死亡事件が発生した際に、被害者がどのように死んだのかを医学的見地から専門的に調べることができるのは法医学者だけだ。事件に巻き込まれた、またはそれが疑われる遺体は、主に大学の法医学教室に運び込まれ、司法解剖が実施される。警察は司法解剖の結果などをもとに、さらに捜査を行って証拠を集め、必要に応じて被疑者を逮捕する。その後、被疑者は検察に送致され、起訴される。そこから裁判が開かれ、被告となった被疑者が有罪かどうかの審理が行われる。

そのような刑事手続きの中で、法医学者が死因を究明した解剖所見は重要な証拠となるのだが、その客観性や正当性が適切に扱われないケースがある、と指摘する法医学者は少なくない。そうなると結果的に、冤罪が生まれてしまう可能性が出てくる。

「警察や検察が捜査によって自分たちの都合のいいように組み立てた見立てを〝補完する〟証拠として法医学が使われてしまうこともあるのです。その見立てが、ご遺体から判明した法医学的な事実と矛盾していてもね」

「ピンク歯」を疑え

そう言って大野は、最近公判で法医鑑定をめぐって争ったケースについて解説を始めた。

神奈川県相模原市にある墓地で、都内在住だった阿部由香利さん（事件当時＝以下同＝25歳）の遺体が土の中から発見されたのは2015年のことだった。

この事件は14年に阿部さんの父親が、阿部さんと阿部さんの幼い子どもである響輝《ひびき》ちゃんがともに行方不明だと警視庁に相談をしたことで捜査が始まっていた。

警視庁捜査一課はすぐに、阿部さんの元交際相手だった佐藤一麿被告（29歳）を特定。相模原で遺体が見つかったことで、佐藤被告を逮捕した。また、佐藤被告の別の交際相手だった23歳の女性が、佐藤被告とともにレンタカーで阿部さんの遺体を運んで、墓地の空き地に掘った穴に埋める手伝いをしたとして死体遺棄容疑で逮捕された。

事件当時、佐藤被告は東京都渋谷区の高級住宅街にある実家に暮らし、仕事はアルバイト店員だったが、テレビ業界人のふりをするなど変わった言動などが報じられたり、佐藤被告とともに逮捕された23歳の元交際相手が名門女子大の出身で実家は地元・静岡では知られた豪農だったことからメディアでもセンセーショナルに取り上げられた。そんなことから、この事件を記憶している人も少なくないかもしれない。

２０１５年12月には、東京地裁が、阿部さんの遺体を遺棄したとして佐藤被告に懲役１年８カ月執行猶予３年の判決を下している。そして翌年の16年３月、佐藤被告は阿部さんに対する殺人罪でも起訴された。同年６月には、川崎市麻生区の畑で、１～２歳児の骨や乳歯、子どものおもちゃやおむつなどが発見され、ＤＮＡ鑑定によって行方不明になっていた響輝ちゃんのものと判明している。

この事件では、佐藤被告が一度は死体遺棄を認めたが黙秘に転じ、阿部さんの殺人についても「気がついたら死んでいた」「殺したと疑われたくないので捨てた」などと供述した。つまり、殺意については完全に否定したのである。言うまでもなく、殺意があるかどうかは判決や量刑を決める上で重要な判断材料となる。

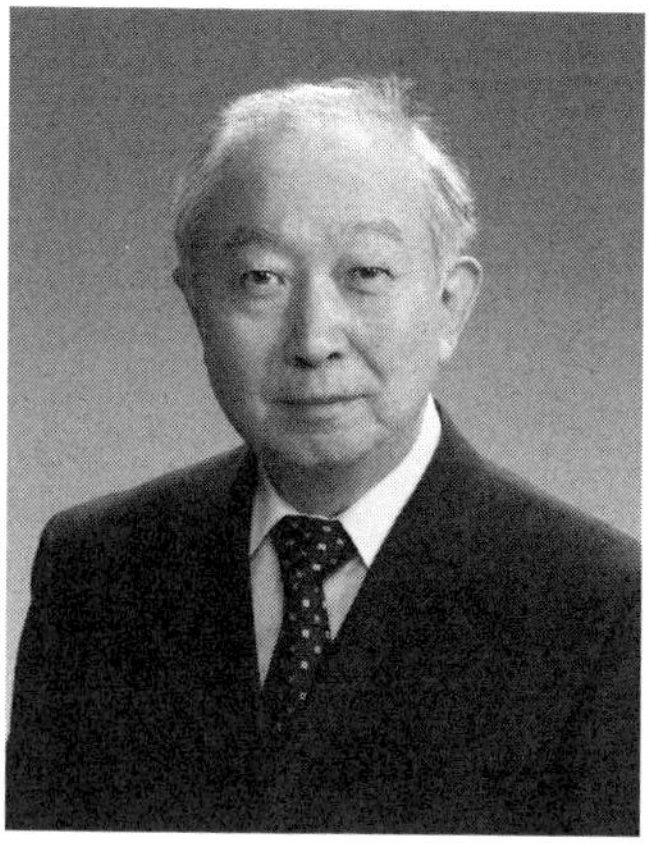
大野曜吉

公判では、阿部さんがどのように死亡したのかについて、法医学の鑑定をめぐって見解がぶつかり合う事態となった。
阿部さんの遺体は、土の中から発見された時にはかなり腐乱していた。遺体は警視庁管内の法医学教室に運ばれ、司法解剖が行われた。
裁判資料などによれば、遺体は腐敗していたために死因特定は容易ではなかったが、遺体に致命的な損傷がないことから執刀医は警察に当初、「首絞め（絞殺）かもしれないが、他の死因も否定できない」と伝えていた。鑑定の死因は不詳となっている。

そのうえで、解剖後の薬毒物検査によって、ジフェンヒドラミン（睡眠導入剤の成分）が高濃度で検出されたため、「薬物中毒」、つまり、市販の睡眠導入剤を大量に服用したことによる中毒死の可能性も考えられると指摘している。逮捕された元交際相手の女性が佐藤被告に頼まれて市販の睡眠導入剤を大量に購入していたことも判明している。

ただ警察や検察によれば、「首絞め」による殺人だと意見を述べる別の法医学者がいたという。執刀医は首絞めを主張する捜査側からのプレッシャーを感じつつも法医学者として阿部さんの遺体から得られる「メッセージ」に忠実かつ誠実に耳を傾け、考えにくい「首絞め」の可能性を殊更強調することはしなかった。

周辺捜査や事情聴取といった捜査から積み上げられる警察の見立てと、被害者の亡骸を徹底して調べることで知り得る医学的な調査の結果とが衝突する――。こんな死因をめぐるせめぎ合いが、ドラマや映画ではなく、実際に行われているとはにわかに信じ難いかもしれない。ただこうしたケースは少なからず存在する。

首を絞めて人を殺害するのと、睡眠導入剤の中毒による死では、刑事事件においてその意味合いは大きく変わる。

大野はこう話す。「首を絞める行為には明確な『殺意』があり、殺人罪で判決も重くなる傾向があり、睡眠導入剤の中毒なら『過失』だとも考えられる」と。つまり、警察と検察の見立てでは、これは殺意ある首絞め事件だということになっていた。

　公判で検察側は、執刀医が行った司法解剖の鑑定書は採用しなかった。代わりに、別の法医学者に依頼し、自分たちの主張をサポートするような鑑定を採用する展開となった。実は、検察が都合のいい鑑定結果を自分たちで持ってくるのも、日本ではよくある話だという。

　そこで鍵となったのは「歯」だった。大野が言う。

「執刀医の解剖所見には、確かに、遺体の歯が少しピンク色に着色していると書かれていたし、もちろんそれを示す写真もあった。これは法医学者には知られた『ピンク歯』といわれるもので、主に溺死の時などに、鬱血してヘモグロビンがやや変性して歯がピンク色になる現象がある。溺死は窒息死ですから。ただそれを拡大解釈して、言わば、逆手にとって、ピンク歯があるから窒息、すなわち、首絞めでの殺害であるとする乱暴な結論の鑑定が出てきたのです」

　そして検察はそれを裁判の証拠として採用し、自分たちの主張に沿うように証拠を解釈したのである。

「これは危険ですよ。犯行について医学的な根拠を示す法医学者が、検察の都合の良い話に合わせて鑑定をするようなことがあれば、事件が作られてしまうかもしれないからです」

　大野は続ける。

「外国の論文を読んでも、ピンク歯を根拠にして死因を突き詰めるというのはよくないという書き方をしているものもある。例えば、海の中で溺れると、どうしても水死体は重い頭が下の位置になるので、顔面が鬱血しやすくなるのです。それでピンク歯はできるんじゃないかと言われている。であれば、どんな遺体でも頭が少し下がっている位置なら、同じようにピンク歯になるのではないかという話になる。

この事件、もしかしたらほんとは殺したのかもしれない。だけど、被疑者はそれを語ってはいないんですね。個人的に見ても、事件としては怪しげで、ほんとは首を絞めたのかもしれない。ただその証拠として、根拠の乏しいピンク歯を使っていいのかという疑問が法医学的にはあるのです」

そして大野は、現在日本では冤罪ではないかと揉めるケースが、「数多く出てきている」と指摘する。

そのなかには、到底、冤罪とは考えにくい事件もあるし、「念のために」というニュアンスで再審請求をしている場合もあるので注意が必要だが、それでも冤罪の可能性が検証されている事件は100件を超えるほどだという。

そうした冤罪疑惑が取り沙汰されるケースで、法医学者の提供する法医学的な証拠が時に軽視されたり、思惑をもって利用されたりすることは決して少なくない。

2019年7月、東京地裁は、佐藤被告に対して殺人罪で懲役17年の判決を言い渡した。判決文では、佐藤被告が阿部さんに睡眠薬を飲ませたうえ、首を圧迫して窒息死させたとして殺人を認定している。検察の選んだ証拠を採用し、検察側が勝利した。

だがそこから急展開があった。弁護側は判決を不服として控訴。その際の協議で、弁護側は大野に、死因について再鑑定を依頼したのである。大野は「ピンク歯」を窒息の根拠とした鑑定の妥当性に懸念を示した。

そして2020年12月、東京高裁は一審の判決を破棄し、審理を同地裁に差し戻す判決を言い渡す展開となった。その大きな理由の一つが、やはり、ピンク歯だった。

裁判官は一審判決について、「(ピンク歯について)法医学分野で広く承認された手法ではなく、刑事裁判の証拠としては不十分」であるとし、「被告が被害者に睡眠薬を大量に服用させた可能性は非常に高く、被害者を殺害する目的があったと推認できる」と語っている。最初に遺体を法医解剖した執刀医と同じく、「首を絞めて窒息させた」かどうかは法医学による検案では証明されていない、と。

私はある法医学者が以前、語った言葉を思い出した。

「検事や弁護士の演出する〝裁判〟という劇場の中で、法医学者は彼らの代理戦争をする〝駒〟として弄ばれ、結果的に法医学者同士がお互いにいがみ合う様は、哀れでもあり、不快でもある」

法医学者が踏み越えてはならぬもの

「やり残したことがあるんですよ」

そう言った大野は、このピンク歯のケースこそ、現在の日本の法医学が抱え続ける課題を浮き彫りにしていると考えている。遺体が残した最後のメッセージを受け取った法医学的根拠がきちんと採用されない環境があること。そして後進がその問題点に気がつかない可能性もあること、である。

法医学者は検察や警察の見立てを補完するよう、うまく利用されてしまう危険性がある。特に若い世代の法医学者たちが、当局との関係を維持するために、忖度したり言いなりになってしまいかねないと大野は心配している。日本では、法医学と警察の関係は切っても切り離せないもので、法医解剖の依頼先を警察が決める地域が多く、利害関係も存在する。研究などにも活かせる解剖を依頼されなくなると研究にも支障が生じるため客観的な鑑定をできないことも起きうるという。

誤解ないように記すが、大野はこの事件が冤罪であると言いたいわけではない。

大野は言う。

「鑑定していると、私も人間ですから、この人はやはり犯人だろうなと思うこともある。ほかのしっかりした事実があって犯人だということがわかるのなら、法医学の意見を気にする必要はない。ただ我々、法医学者が判断しなければいけない場合では、そこは無理をしてはいけない。法医学でわかる範囲を踏み越えて無理な証言をしてしまうと、法医学が便利に使われてしまうということになる。法医学から得られる事実が犯人や犯行を証明できないのであれば、それは毅然とそう主張しなければならない」

相模原の事件はその象徴的な例だと言える。

法医学者が直面している現実を、現役の法医学者たちに自覚してもらうべく、弁護側などにアドバイスをしたり、再鑑定を行なったりしていきたい。そんな理由から、大野は定年後にできた時間を使ってあちこちの大学からお願いされる講義も、どれだけ忙しくともできる限り続けている。

私が訪れた際も、ワンルームの相談室で、大野は引退とは程遠い生活をしていた。いくつもの大学で講義をもち、動画による授業のための収録も自ら行っていた。

大野は東北大学の大学院を卒業してから37年にわたって法医学の世界に身を置いてきた。人の死を見つめ、数多くの死体との付き合いのなかで、死者が図らずも自分の体に最後に残した「死の真相」を見つけるのに神経を注いできた。

１９５４年に埼玉県浦和市（現さいたま市）に生まれた大野は、歌人だった父親と、開業医だった母親に育てられた。１９７２年に地元高校から東北大学医学部に入学。父親は晩年になるまで「歌人としてはあまり稼ぎがなかった」というが、父親が詠んだ「人みなの　いのち尊ぶ　医師となれよ　単に金の為の　技術者となるな」という言葉が大野の心には残っていたのだろう。医学部を出て、普通の医師になるのはしっくりこなかった。

法医学との最初の出会いは、学生時代に受けた赤石英教授の講義だった。最初はたまたま赤石の講演会に参加しただけだったのだが、その講演で赤石は、一酸化炭素中毒で死亡した人たちのケースを数多く取り上げ、たくさんのスライドを見せながら話をした。大野は事例の数々に驚き、講演に引き込まれた。結局、赤石の講義も受講し続けることになった。

医学部は6年制だが、大野が初めて法医解剖を見学したのは5年生の時だった。その解剖では、助手だった医師が執刀した。殺人事件の司法解剖だということで、見学台から恐る恐る様子を見ると、そこには胸にまだ包丁が突き刺さったままの男性の遺体が横たわっていた。

遠慮がちに解剖を観察していると、執刀医から声がかかった。

「こっちに来い」

大野と、一緒に見学していた同級生の2人が解剖に参加させられた。そして解剖ができるようにビニール合羽を着させられた。

「はい、大動脈、出して」

執刀医に言われる。これまで学問上の目的の解剖（系統解剖）しか経験がなかった大野は、腹部からきれいに動脈を出すために、そっとピンセットで大動脈周辺の脂肪組織を摘《つま》み取る作業を始めた。すると、その様子を見ていた執刀医は見かねて、「そうじゃない！」と割って入った。そして動脈をさっと摑むと、ちょきんちょきんとハサミを入れながら大動脈を切り裂いた。「えええ」と、大野はあっけに取られたという。

その後、大野は東北大学の大学院へ進学、法医学教室で助手をするなど7年間を過ごす。1985年には沖縄の琉球大学に移籍し、5年間、助手・助教授として勤務したのち、東京で日本医科大学の教授に就任した。2019年3月に引退するまで、そこで27年間を過ごすことになる。

ちなみに、沖縄では、本土へ復帰する前、医学部が存在しなかった。つまり、法医学教室もなかったということである。それでもやはり法医学教室のようなものが必要であるとして、１９５６年からは法医学顧問制度という独自の制度を創設した。そして本土の大学に所属する若い助教授などを沖縄県警察本部が半年から２年交代で招き、異状死体の検案や、犯罪死体の司法解剖を担当させていた。

法医学顧問制度は、１９８１年に琉球大学に医学部が新設され、翌年に法医学教室ができたことで終了した。

そのような経緯もあってか、沖縄は法医学への予算が比較的多いため、解剖率も22・５％と日本の他の地域と比べても高い。沖縄県警の法医学への意識も非常に高く、予算も比較的通りやすいという。

トリカブト事件

そんな大野の法医学者人生のハイライトとなった出来事の一つは、１９８６年に発生したトリカブト保険金殺人事件であろう。大野の名を法医学の世界に知らしめることになったケースである。

この事件は、経理事務所を営んでいた当時46歳の神谷力が、３番目の妻をトリカブトの毒で殺害、保険会社４社に多額の保険金を掛けていたというもの。しかも神谷の２人の前妻も不審死を遂げていたことなどが発覚し、それから数年にわたってメディアで大変な話題になった。
１９８６年5月、沖縄の石垣島を観光で訪れていた神谷の妻（33歳）が、ホテルで突然激しい嘔吐を起こすなどして救急車で病院に搬送されたが、死亡した。旅行には妻の友人３人と新郎の神谷も一緒だった。だが神谷だけは急用ができたとのことで、大阪に戻るため那覇空港に残った。その後、石垣島に先着した妻が死亡したことで、神谷は石垣島に呼び戻される。

当時、琉球大学の助教授だった大野も、原因不明の異状死であるとして届出があった地元の八重山警察署からの要請で、那覇から石垣島に向かい、警察署の敷地内で解剖をすることになった。

大野は2時間ほどをかけて解剖を実施した。

まず死者に黙礼をしたあと、身体の外表（見た目）を調べ、見た目から死につながるような形跡がないかを確認する。外表所見を専用の用紙に記録し、解剖を始めた。

胸部から腹部までを切開し、肋骨を切って胸骨ごと取り出してから、臓器を一つ一つ摘出していった。それぞれ重さを秤《はかり》で計測し、手の上で大きさや硬さなどを調べる。それから解剖刀を使い、それぞれの臓器を切開したものの、異常は見つからなかった。ただ急死した際に起きる3つの兆候である暗赤色流動性の血液、臓器の鬱血、まぶた裏の眼瞼結膜や腎臓の漿膜の溢血点（粘膜の点状出血）は確認された。こうした所見は助手が記録をし、臓器などの写真も次々と撮影していく。

次に頭頂部を横一線に切開し、頭皮を頭蓋骨から剝がしていく。頭蓋骨を覆う骨膜を削ぎ落とし、頭蓋骨をノコギリで鋸断《きょだん》して、取り出した。脳をスライスして細かく調べるが、脳内出血の様子もなかった。

いつものように、それぞれの臓器の一部は細かく切って組織を取り、ホルマリン液の入った容器に保存した。大野は死因を「急性心筋梗塞」としたが、確信はなかった。

解剖時、大野は毒物が死に介在しているとは想定していなかったが、東北大学時代の上司が言っていた「捨てるのはいつでもできる」という言葉が脳裏に浮かび、遺体の血液を試験管で二本分採取していた。のちにこれが重要な意味を持つことになった。

結局、後になって夫の神谷が妻にかけていた保険金の受け取りに動いたため、警察でも保険金殺人の事件として捜査が始まった。そこで大野が引き続き死因の究明を続け、その過程で、『裁判化学　薬物分析と毒理―その応用』（廣川書店刊）という専門書に行き着いた。そこでトリカブトとその毒成分であるアコニチンについての記述を発見し、アコニチンの致死量の少なさや、死亡した妻の症状が似ていることも把握した。そして薬毒物の検査から、トリカブトの成分であるアコニチン、メサコニチン、ヒパコニチンが検出された。

実は、トリカブトが検出されるかどうかは「五分五分だった」と大野はのちに語っている。そのため、検査を依頼した東北大学から「トリカブトが確認された」と電話で告げられた際には思わずこう口走ったという。

「え～、出たぁ⁉」

この事件より前に、猛毒であるトリカブトが殺人に使われるなどというケースは報告がなかった。大野の検査によって、日本で広くその毒性が知られるようになったわけだが、トリカブトが検出されたきっかけは、解剖後に死因に確信を持てず釈然としなかった大野が被害者の血液を保管していたからに他ならない。そして大野は、妻に多額の保険金がかけられていたとの情報を受けると、さまざまな薬毒物検査を行ったのである。大野がその後のキャリアで、薬毒物の研究に力を入れるようになったのは言うまでもない。

事件は日本の法医学の歴史にも残る重要なケースとなった。法医鑑定における組織や試料の適切な保存の重要性もこの事件が教訓になっている。２０１０年に殺人の時効が廃止されたが、それはつまり、解剖から得られた臓器や組織など保存物や試料なども保管期間の上限がなくなったことを意味する。現在、大学で法医学者が行った解剖で出た保存物の多くを、各大学が保存している。

とにかく、真実を追求するという法医学者としての大野の信念は、この頃にはすでに身に付いていた。

中立で公正な立場に徹する

ただそうした姿勢は、時に激しい反発を受けることもある。大野がキャリアの中で担当した数多くの法医鑑定のなかで、もっとも感情的な反響が起きた事件は、１９９９年に山口県で発生した光市母子殺人事件だろう。

事件を少し振り返りたい。

当時18歳の少年だった大月（旧姓・福田）孝行死刑囚が、光市のアパートの会社員、本村洋さん宅に排水工事の作業員を装って訪問したのは4月の午後のことだった。

大月死刑囚は、自らの性欲を満たすために襲う女性を探して、アパートの部屋を戸別に訪ね歩いていた。そしてたまたま行き当たったのが、本村さんの妻である弥生さん（23歳）とその子どもの夕夏ちゃん（11カ月）が暮らす部屋であった。夫は仕事で留守だった。

工事だと嘘をついて、まんまと家に上がり込んだ大月死刑囚は、排水管を調べているふりをしながら、隙を見て背後から弥生さんに襲いかかった。そして仰向けに倒れた弥生さんを押さえつけ、声を上げるなど激しい抵抗にあったことから頸部を圧迫して殺害。事きれて抵抗しなくなった弥生さんを屍姦した。

さらに傍で生まれて間もない夕夏ちゃんが激しく泣いていたため、抱き上げて、床に叩きつけた。その上で、あらかじめ用意していた紐で首を絞めて殺害した。

大月死刑囚は、弥生さんの遺体を押し入れに移動させ、布団をかけるなどして隠した。また夕夏ちゃんの遺体は、押し入れの上の天袋に投げ入れた。

鬼畜の所業としか言いようがない凶行だった。

2人の遺体は、夕方に帰宅した洋さんが発見した。第一発見者となった洋さんの無念たるやいかばかりか。

事件は社会的に大きな反響を呼んだ。衝撃的な犯行に加え、犯人が未成年の男性だった事実は、日本中を震撼させた。

加えて、公判が進むにつれ、大月死刑囚の言動なども物議を醸した。例えば、遺体を姦淫したことについて問われると、死亡後に姦淫して精子を女性の体内に入れることで生き返らせようとしたと発言したり、一審判決後に拘置所から手紙を書いて、「終始笑うは悪なのが今の世の中だ」「無期はほぼキマリ。7年そこそこに地上に芽を出す」などと主張した。

メディアなどでも、その犯行の凶悪さを踏まえて、18歳の少年である犯人を死刑にするかどうかで大きな論争も生んだ。というのも、それまで未成年の犯罪者が死刑判決を受けたという例は、日本ではほとんどなかったからだ。犯行の身勝手さと残忍さだけでなく、少年法によって犯人が守られるという理不尽さにも、多くの国民が憤りを抱くことになった。また未成年の犯人の実名を報じるかどうか、刑事責任を問うべきかなど、社会を巻き込んで大きな議論にも発展した。

こうして事件や裁判の展開が逐一注目される中で、国民の多くが感情を揺さぶられたのは、残された夫の本村さんが感情を抑えながら気丈に記者会見などで発言を続ける姿だったと言えよう。

公判では、検察側が一審と二審で死刑を求刑したが、裁判所はいずれも無期懲役の判断を下している。最高裁では、無期懲役の判決を破棄。審理は広島高裁に差し戻され、差し戻し審では弁護側の依頼で、大野が法医鑑定を行なうことになった。

争点の一つとなったのは、犯人がどうやって被害者女性を殺害したのかだ。この法医鑑定は犯人の罪を判断するのに重要なポイントとなる。

大野は、事件当時行われた司法解剖の所見を注意深く検証して慎重に鑑定に臨んだ。社会的に非常に注目され、物議を醸していた事件だけに、身の引き締まる思いだった。

解剖所見から死体に残された痕跡をふまえ、大野は検察側の主張に矛盾点を指摘した。検察側は、犯人自身の供述から、犯人が殺意を持って被害者女性に馬乗りになり、全体重をかけて両手で首を絞めて殺害したと主張したのだが、大野は被害者の首に残った跡を見ると、明らかに両手ではなく、右手だけで押さえつけたことで被害者女性は死亡したと鑑定した。

この違いは判決に大きな影響を与えるものである。

大野が言う。

「両手で首を絞めて殺害したなら殺意があるので殺人罪だが、片手で押さえていて死亡したということなら傷害致死となります。解剖所見を見ると、どう見たって、片手で押さえているんです」

そして、両手で首を絞めるポーズをして見せて「こうではない」とし、片手で首を押さえるポーズをして、「首の右側に4本、手で押さえつけたことを示す指の痕である白い蒼白帯がはっきりと残っていた。両手で絞めたなら、首の左側面から後ろ側にかけても蒼白帯がないといけないのですが、それはなかった」と解説した。

しかし、その鑑定結果は採用されなかった。

「法医学的な鑑定を示したのに、検察官は馬乗りになって絞めたと主張し続け、差し戻された広島高裁も聞き入れなかった」

結局、広島高裁の判決は死刑。多くの国民が溜飲を下げる結果となった。

もちろん大野も、何ら罪のない若い母親と幼い子どもの命が一瞬で奪われた悲惨さに同情し、残された遺族の心情も察するに余りあると感じていた。マスコミを中心に極刑を求める声が高まり、世論がその方向に傾いていたことも十分、理解していた。

死刑判決を下した広島高裁の判決書は、大月死刑囚が「自己の刑事責任を軽減すべく虚偽の供述を弄しながら、他方では、遺族に対する謝罪や反省を口にすること自体、遺族を愚弄するものであり、その神経を逆なでするものであって、反省謝罪の態度とは程遠いというべきである」と指摘している。

大野は、判決にはそうした様々な要素が絡むことも当然認識しているが、それでも、法医鑑定を依頼されれば、医学的に死因を精査する法医学という世界に身を置く者として、中立で公正な立場に徹して、冷静に鑑定を行うという姿勢は貫く。

私が「インターネットなどで犯人に有利になるような証言をしたとして、感情的な批判が起きるのはわかっていましたよね」と質問すると、大野はキッパリとこう答えた。

「それは、だってね、真実がわかったからです。医学的な事実を提示することができるのは私たちだけです。それを語れるのも私たちだけなので、言うべきことは言わなければいけないのです」

さらに私が「実際に叩かれていましたね」と続けると、こちらをじっと見据えた大野の声が少し大きくなった。

「そもそも、どういう鑑定をしているのかも知らない人は多いだろうし、提出した意見書だってきっと誰も読んでないのではないでしょうか」

とはいえ、当初は反論したくなる気持ちが湧き上がったという。そこで大学の情報処理センターに、「こんなにも叩かれているけど、どうにか反論できないか」と問い合わせたところ、反論などのアクションを起こすべきではないということになった。火に油を注ぐだけだ、と。そうした反応が起きることによってプレッシャーを感じることもあるのではないかと疑問に思った私は、「厳しい反応を気にすることで、今後の裁判などでの発言に影響は出るのか？」とも聞いた。

「いや、そういうのはない」

大野は断言した。

とはいえ、ネット上のコメントが気にならないわけではなかった。そこで大野は、ネット上での反応や批判は見ないようにした。

「インターネットのコメントはもう見ないですね。事実を言うのは、法医学者として、当たり前の判断だから。今ではバッシングもまったく気にしないです」

現在、大野の法医学相談室には、いくつもの鑑定依頼が舞い込んでくる。ただ授業を持ちながらでは自ずと引き受けられる鑑定数は限られる。大野はきちんと鑑定ができるように書類が揃っているものを優先して受けている。現役時代は大学の法医学教室で教授をしながら司法解剖などを担当していたが、相談室では、傷害事件や交通事故、民事訴訟など生きている人のための鑑定も行なっている。

最近大野の印象に残ったケースは、関東でツーリング中の男性が交差点で信号待ちをしていた際に、酔っ払いグループに絡まれた事件だ。そのうちの1人である男に殴られたバイクのドライバーは、頭に血が上って1発殴り返した。すると、ふらふらっと転倒したために、ドライバーはさらに足で男の顔を踏んだという。酔っ払いは、そのまま死亡した。

「暴力行為はこの2発。この事件、殴った1発目は殴りかかられたので反撃したという正当防衛ですが、足踏みにした2発目が過剰防衛ということでドライバーは逮捕されました。つまり、1発目で酔っ払いが死んだのなら無罪ですが、足踏みで死亡したのなら有罪です。検察側は2発目の足踏みで酔っ払いが死亡したと主張したのです」

弁護士は大野に鑑定を依頼。大野は解剖所見などの資料を慎重に鑑定し、公判で法医学的な見解として、このケースでは被害者は殴られて首が捻《ねじ》れたことにより起きる損傷で死亡したとし、足踏みでは死因とならないと証言した。にもかかわらず、裁判官は有罪判決を下した。

控訴審では、検察側はまた別の鑑定人に証言をさせ、死亡原因になった損傷は足踏みでも起きるとの一点張りだった。結局、高裁はその主張に無理があるとして、逆転無罪の判決を下した。

こうしたケースは「誰にでも起きるかもしれませんよ」と大野は言う。

さらに大野は後進にこんなアドバイスもしている。もし可能なら、法医学者が事件の現場にも行けるようなシステムがあればいい、と。

「われわれのころは、よく現場に行ったりしていました。現場に行くべきだと先輩方から教わったのです。現場を見ると、一歩踏み込んで法医学の鑑定ができるからです。死の状況がわかるわけですから。それができないと、それこそ、いいようなストーリーが作られてしまう可能性があってね。こっちから反論できなくなってしまうのです」

そして思い出したように、あるケースの話をした。

10年ほど前、関東の病院で、ベッドに備え付けられている転落防止の柵と、ベッドの足側の板の間に、女性の首が挟まって死亡していたことがあった。

しかし、その柵と板の間は5・5センチほどしかなく、そこに上から首が入る余裕はない。警察は誰かがそこに押し込んだのではないかと見ており、依頼を受けた大野が司法解剖を実施した。解剖すると、窒息死だと判明したが、写真を見ても説明を聞いても状況がよく飲み込めない。そこで大野は現場に向かった。

「実際に柵を見てみて動かしてみて、やっとわかったんです。柵は少し斜めに浮くんですね。そうすれば首がはまるくらいの幅ができる。その瞬間にそこにスーッと首が入ることを発見した。そこに首がはまれば、その拍子に柵が元に戻り、首が絞まる状態になった」

大野は言う。

「これは現場で見ないと、解剖だけでは、窒息死で終わってしまう。すると、後のストーリーは警察が描くのです。普通にはその幅にはまらないということならば、誰かが押し付けたということになった可能性もあったわけです。そうなれば、医師や看護師か誰かが捕まったかもしれないですよね」

大野は昔、こういうケースが起きうるから現場に行けと教わったという。ただ、今の法医学者たちは解剖や大学の授業などで忙しく、慢性的な人不足で、そこまでできる人はほとんどいない。それは大野も痛いほどわかっているが、「死因究明を中心に活動していないために、現場に行くなどのやるべきことができていないのです」と指摘する。

そしてこう続けた。

「やはりまだリタイアはできないですね」

大野のように現場で戦っている法医学者は少なくない。次の章では、死因究明の現場で何が起きているのかを見ていきたいと思う。

第三章　犯罪の見逃しと闘う孤高の法医学者

問題提起を続ける

千葉大学法医学教室。ここは日本で最も有名な法医学教室だと言ってもいいかもしれない。教授室の大きなテーブルを挟んで、私たちは13年前と全く同じ位置に向かい合うように座った。穏やかな雰囲気を醸し出す岩瀬博太郎の口からは、当時と変わらず驚くような発言が次々と飛び出していた。

「当局から『先生、これ首絞めだって言ってくれよ』って言われたことがあります」

「法医学教授は、お山の大将になってしまうんですね」

「裁判官は医者でもないのに、印象だけで死因について判断しないでほしいと常々思っています」

「再審などの鑑定は敵を作るだけなので、関わらないようにしています」

「死因究明の地域格差は酷い状態にある」

岩瀬がここまで自分の主張を歯に衣着せずに吐き出すのは、彼がこれまで日本の法医学と死因究明制度を改善するために人一倍戦い続け、誰よりも失望してきた医師だからに他ならない。

私が岩瀬と初めて会ったのは、２００８年のことだった。当時、雑誌記事のインタビューで千葉大学の法医学教室を訪れたのだ。それが私にとっては初めて見る法医学の現場であった。

千葉大学医学部は、１９３７年に建築された歴史的な建造物の中にある。その建物を奥に進むと、法医学教室の一帯にたどり着く。廊下を挟んで、スタッフのオフィスから体の組織や薬毒物検査を行える部屋や研究室などが連なっており、さらに奥には、日々異状死体が運び込まれ、法医解剖が執り行われている解剖室がある。解剖室のドアを開いて中に入れば、すぐに独特の生臭い消毒薬の匂いが漂ってくる。

法医学教室一帯は、古さゆえか、電気は付いているのにどことなく暗さが残る。無機的にも感じるその雰囲気に、最初は少し不気味さを感じたのを覚えている。

雑誌記事を企画したのは、前年に岩瀬が、ノンフィクション作家の柳原三佳と共著で出版していた『焼かれる前に語れ』（ＷＡＶＥ出版）という本を読んで衝撃を受けたのがきっかけだった。それまで一般にはほとんど知られていなかった日本の法医学界の実態について綴られ、現役の法医学者が辛辣に問題提起をしていたからだ。

私が08年にインタビューした際も、岩瀬は法医学者たちが置かれた状況について、絶望感を語っていた。

例えば、「法医学者は日本では大事にされていません」と指摘し、「日本の死因究明制度での死体の扱いかたは、そのうち生きている国民全体に祟りがあたるんじゃないかと思う」とまで述べていた。

またコロナ禍の13年前だったにもかかわらず、こんな示唆的な話もしていた。

「いろいろな感染症が日本に入ってくるかもしれないなかで、死因だってしっかりと特定しておかないと、気がついたらすごい伝染病が流行っていたということもありうる」

岩瀬はさらに、日本では犯罪の見逃しが頻発しているとして、

「死人に口無しです。きちんと死因を究明しないから。死因究明のお粗末さの問題を知り得るのは、警察と法医学者、遺族だけ。(死因が納得いかない場合でも)遺族は警察に泣きつけないし、弁護士に相談するしかない。でも弁護士もこの問題をよく知らない。だから、遺族から声が出てこなくなる。盲点にならざるを得なかった」

とも指摘していた。その上で、こう話していたのを覚えている。

「〝法医学研究所〟を日本に作って欲しい。すぐには大変だから10年スパンでもいいので……」

あれから10年以上が経過したが、現在にいたっても「法医学研究所」が設立される見込みはほとんどない。

今も岩瀬が提起していた問題や懸念もほとんどは解消されていない。

ただその間も、「もう諦めましたよ」「状況は悪化しています」と言いながら、岩瀬は諦め

ずに戦い続けてきた。何度も心が折れそうになりながら。その苛立ちは、時に辛辣な発言となっていた。それでも、今も孤軍奮闘して戦っている岩瀬は「孤高の法医学者」に見える。

　これまで散々、日本の死因究明制度に打ちのめされてきたというのに、岩瀬はなぜ情熱を持ち続けられるのだろうか。

「岩瀬なら断れない」

　千葉県の木更津市に生まれ、千葉市で育った岩瀬は、公立中学校の2年生まで、それほど勉強のできる子ではなかった。同学年の生徒が学校内で急死し、初めて自分の生死を考えたことがきっかけで勉強するようになる。開成高校に進学し、卒業後は東京大学医学部に進学した。ただ医学生の頃は、内科や皮膚科を選ぼうと考えていた。さらに言うと、患者と向き合う臨床か、研究かでも頭を悩ませていた。

　そんな折、岩瀬の友人が、当時の法医学教授だった高取健彦から法医学に来ないかと誘いを受ける。その友人は外科志望だったために、その誘いをきっぱりと断ったのだが、その際にこんな言葉を高取に言い残してきたという。

「岩瀬なら断れないと思う」

　岩瀬が進路について悩んでいたからだ。当時そんなやりとりがあったと知らなかった岩瀬は、高取から勧誘を受けてから、どうしたいのか頭を悩ませた。結局、「医師として死者を診る世界もありかな」と法医学教室へ入局することを決めた。

法医学者への道を歩み始めた岩瀬は、周囲からこんなことを言われたという。

「せっかく医師になったのに、よりによって死体を相手にするなんて」

小野悦男事件でわかった法医学の問題点

卒業後は、東京大学医学部の法医学教室に入局し、助教、講師、助教授と昇進を重ねながらいくつもの法医解剖を手がけた。

岩瀬に、日本の法医学に対する見方を一変させた出来事があった。

1996年1月、東京都足立区の建設資材会社の駐車場で頭部のない女性の焼損死体が発見された。遺体はそのすぐそばの空き地で焼かれていた。

岩瀬はこの事件で司法解剖を担当した。

焼死体は、表面は焼け焦げていても、内臓などは残っていることが少なくない。体を開くのは焦げている分、通常よりも大変ではあるが、それでも内臓を調べることによっていろいろなことがわかる。

岩瀬は気管支や肺を調べ、遺体に煤《すす》を吸った形跡はないことを確認した。つまり、死後焼かれたということである。死んで呼吸が止まった後に燃やされていたら、口や鼻から煤を吸うことはあり得ないからだ。

体内を調べても、特に持病もない。結局、死因は不明で、岩瀬は担当の警察官に、

「現時点で死因はわからない」

「切り取られた頭のほうに何かヒントがあるかもしれない」

　と伝えていた。

　岩瀬は述懐する。

「その後、警察は『首絞めじゃないか』と言いはじめたのです。首を絞めるのには明らかな殺意がありますから、殺人になる。でも私はどうしてこのご遺体で首絞めと判断できるのかわからない。法医学的にわからないことを、わかるとは言えないと主張した」

　すると、警察側は「別の先生に鑑定を依頼したい」として、東大から被害者の臓器を預かり、高名な法医学者に意見を求めた。

　すると、その人物は「肺の組織に肺が拡張した所見があるから、首を絞めて殺害された可能性が高い」と述べたという。しかし岩瀬は、そんな理論は「法医学的に見ても考えにくい」と言う。

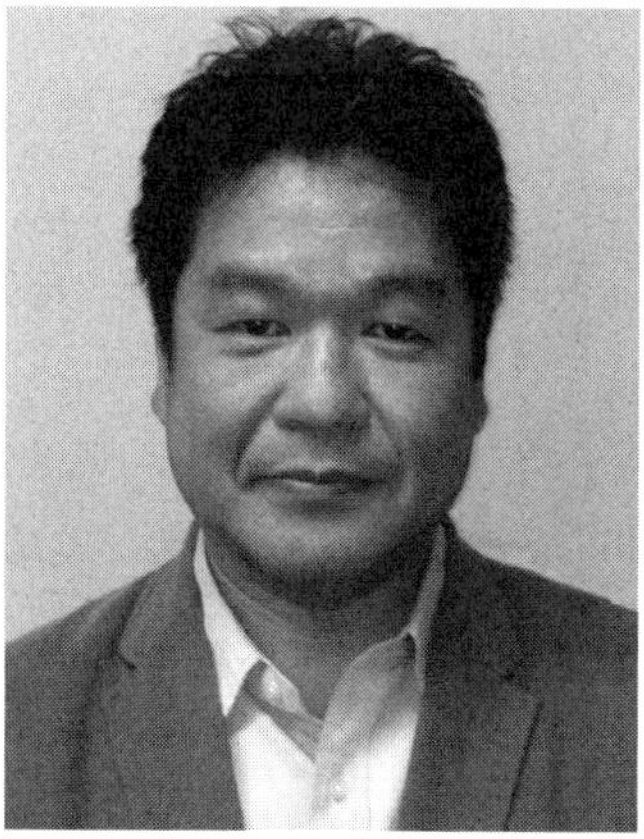
岩瀬博太郎

　別の法医学者も私にこんなことを言っていた。
「日本は、要するに権威主義なんですよ。権威に弱い。権威がないと発言力は弱くなるし、権威があればいい加減だと思う言葉も通ってしまうことがあります」
　この後、当時59歳の清掃作業員だった小野悦男が犯人として逮捕された。その後の捜査で、小野の自宅ベランダ下の菜園から、一部焼け焦げた頭蓋骨と、首を切断した際に使われた折り畳み式のノコギリが出てきた。

岩瀬は解剖室に持ち込まれたその頭蓋骨を調べた。頭蓋骨の左側面が割れていることが確認され、生体反応とみられる出血らしい所見もわずかながらあった。生きている時に殴られたことを示していた。

するとほどなくして、小野自身が頭部をバットで殴打して殺害したことを自供した。権威の意見も的外れだったことが証明された。それでも、警察はしばらく首絞めでの殺害との見立てに固執したのだという。

小野はいわくつきの人物であった。逮捕当時の読売新聞はこう報じている。

「小野被告は、七四年に千葉県松戸市内で起きたＯＬ殺人事件などで起訴され、一審で無期懲役判決を受けたが、二審・東京高裁は九一年四月、無罪を言い渡し、確定している」

ＯＬ殺人事件では、小野が無実を主張していたことで、冤罪をなくす活動の一環で弁護士たちが「小野悦男さん救援会」を結成、キャンペーンを繰り広げて話題になった。結局、無罪を勝ち取った小野は、「冤罪のヒーロー」としてもてはやされた。そんな人物が新たな殺人事件を起こしたのである。

さらに首なし遺体が発見された少し後に、小野は5歳の少女を誘拐していたずらして殺人未遂を起こした容疑でも逮捕されている。結局、二つの事件で小野の無期懲役が確定している。

岩瀬は淡々と語る。

「この事件が象徴的です。20代後半の頃でしたが、非常によく覚えています。ああ、日本の法医学は科学的というより、警察の意に沿わされてしまうほど未熟なのだなと思いました。これから真面目に法医学者としてがんばっていこうというのに……。何が権威だ、冗談じゃない、と。こういう警察の意のままになる〝権威〟になってはいけないと思ったし、法医学についていろいろと考えるきっかけになった。法医学の客観性について、この一件以降、ずっと考えています」

地下鉄サリン事件

岩瀬にはもう一つ、日本の法医学に失望した忘れられない事件がある。1995年3月に発生した地下鉄サリン事件である。

事件の当日、東京の地下鉄の構内でオウム真理教によるテロ事件が起きた。猛毒ガスのサリンが電車内に散布され、乗客や地下鉄の職員など14人が犠牲になった。

遺体の一部は東大の法医学教室に運ばれた。当時助手だった岩瀬は、事件の翌日に東大の地下にある解剖室で、被害者の司法解剖を補助した。

その日の解剖室はそれまで経験したことがないような物々しい雰囲気だった。解剖室には科学捜査研究所（科捜研）の所長をはじめ、警視庁捜査一課の捜査官や検察官など総勢30人ほどが所狭しと集まり解剖に立ち会った。執刀医の岩瀬はすし詰め状態の解剖室で、立ち場所を確保するのにも苦労するくらいだったという。

解剖にはリスクが付き物である。感染症の患者なら執刀医などが結核やＡＩＤＳ、Ｃ型肝炎などに感染するリスクはあるし、誤って使用中のメスや縫い針を自分に刺してしまう危険もあるだろう。

ましてや、よく知らない猛毒ガスのサリンによって、対応に当たった駅職員や救急隊員、消防隊員などが大変な被害を受けているという情報も入っており、サリンで死亡した可能性のある人たちの解剖なら、どんな危険性があるのかわからない。

「遺体には傷も何もない。サリンが残っていたら死ぬんじゃないかと、そんな恐怖があった。当時の東大の解剖室には充分な換気システムもないし、きちんとしたマスクだってなかった。その中でドキドキしながら執刀したんです」

そう述懐した岩瀬だが、ビクビクしていたのは何も彼だけではなかった。特に、解剖中に遺体の気管を切開する際には、解剖台を取り囲んでいた関係者たちが静かに少し後退りしたのに気が付いた。被害者はサリンガスを吸い込んで死亡した可能性が高かったからだ。

地下鉄サリン事件であまり語られない側面の一つとして、岩瀬は、被害者遺族の「感情」があると感じていた。司法解剖では、法医学者に守秘義務があるため、多くの場合は、遺族であっても直接対面することは許されない。ゆえに通常は警察が遺族に対応すべきとされているのだ。

しかし地下鉄サリン事件では、大変な混乱のなかで解剖が行われたこともあり、警察が遺体を遺族に引き渡すのを忘れてしまった。その結果、なぜか法医学教室の遺族対応が杜撰だとする報道がなされた。岩瀬は、そうした無知な報道に憤りを感じた。そして同時に、教職員ら全員が恐怖と闘いながら行った解剖に対して、遺族からそうした不満が出ていたことをのちに知り、少なからずショックを受けた。

さらにこの事件では、日本の法医学に対して愕然とすることがあった。遺体からサリンを検知する検査ができなかったことだ。そのための機材がなかったのである。それどころか、日頃から、青酸カリや覚せい剤を検知する検査すらできないことも分かった。

オウム真理教によるサリン事件は、世界のテロリズム史に残るような重要な事件であった。実際に、今でも化学兵器が人類に対して使われた例を取り上げる欧米の記事や文献にはサリン事件が紹介されることが多い。そんな人類にとって未曾有のテロ事件が起き、世界から注目されているにもかかわらず、日本でもっとも優秀な頭脳が集まる東京大学の医学部で、被害者からテロに使われた化学物質をきちんと検査できなかったのだ。

事件発生直後、現場の残留物からは科学捜査研究所がサリンを検出していたが、被害者の遺体からは確認できなかった。

結局、岩瀬の師匠でもある当時の東大法医学教室の高取教授が、サリン検出の研究に使用するという名目で得た文部科学省科学研究費（文部科研費）を申請し、それでようやく獲得したおよそ1000万円を利用して、ガスクロマトグラフィー（GC—MS）という薬物分析装置を購入し、サリンの検出を行った。岩瀬は分析を担当したが、それから1、2年ほどをかけて、サリンを遺体から検知するのに成功している。

岩瀬は言う。

「あの時、世界を揺るがすようなテロ事件が起きて、現場で化学物質が使われていたのに、なんで薬物検査のための機械を持っていないんだ、普段から薬物検査もできないしおかしいだろ、と思いましたね。この経験から、東大時代にはもっと近代的に死因究明をやっていかなければいけないと痛感していた」

検査の種類だけでなく、マスクなどの備品から始まり検査機器まで、死因を究明する態勢は日本ではまだまだ整っていない現実を日々感じていた。

岩瀬は、東京大学の法医学教室で10年近くを過ごし、２００３年に地元である千葉県の千葉大学法医学教室の教授となった。教授としての選考に臨んだ際には、「これからは解剖という実務によって資金を獲得し、いろいろな検査を行える体制を整えなければいけないのです」と主張した。

時津風部屋暴行事件と「後妻業」

千葉大学の教授になった岩瀬は、法医学界の窮状を改善すべく働きかけを始めた。

当時、法医学者が抱えていた根本的問題はたくさんあったが、ここでは三つに絞って紹介したい。

一つ目は司法解剖の費用。司法解剖とは、警察が発見された異状死体に事件性があると判

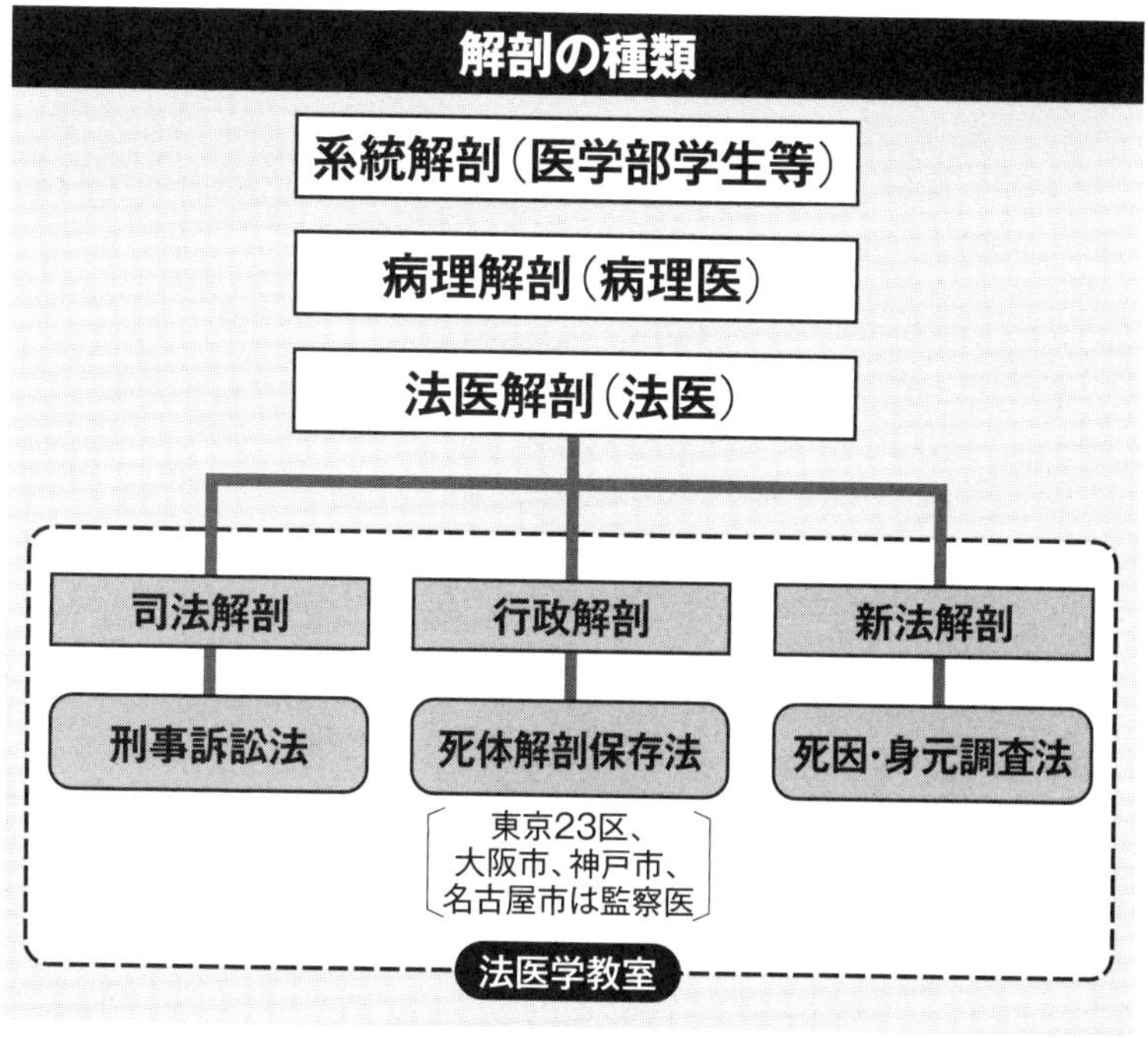
解剖の種類
系統解剖（医学部学生等）
病理解剖（病理医）
法医解剖（法医）
司法解剖
行政解剖
新法解剖
刑事訴訟法
死体解剖保存法
死因・身元調査法
東京23区、
大阪市、神戸市、
名古屋市は監察医
法医学教室

断した場合に、裁判所からの令状を取って大学の法医学教室に依頼する解剖のことだ。

司法解剖をきちんと行えば、千葉大学では薬毒物検査などを含め40万円くらいはかかるという。だが当時、司法解剖に必要な経費は一銭も大学に支払われていなかった。執刀した医師に「司法解剖謝金」という形で解剖一体につき7万円ほどが支払われていたが、あくまで謝金という扱いだったという。

岩瀬は以前に、そんな状況について、「警察手帳をかざしながら無銭飲食されているようだ」と表現していた。解剖室の管理や備品などの費用はすべて大学側が泣き寝入りして負担していたのである。

二つ目は、検視の体制だ。日本では、明確な病死以外の死は異状死と呼ばれるが、そうした異状死体の解剖方法には、事件性が考えられる場合の司法解剖、事件性はないと見られるが死因が不明な場合に行う調査法解剖（新法解剖）、または行政解剖がある。問題はその前段、事件性があるかないかを判断する検視を行うのは、医学的な専門知識のない各地の警察官ということだ。

さらに、検視に立ち会って死因を判定するのは法医学者ではなく警察医。それはほとんどの場合、開業医などのいわゆる一般の医者（臨床医）だ。警察官や一般医は、遺体外表の所見と死亡状況のみでほぼ判断しており、妥当な医学的検査がまったくといっていいほど行なわれていない。その弊害によって、日本では数多くの犯罪死を見逃してきた。

警察庁が2011年に公表した「犯罪死の見逃し防止に資する死因究明制度の在り方につ

いて」という資料によれば、1998年から11年までに発覚した死亡ケースで、犯罪を見逃した件数は43件にも上る。これはのちに発覚したケースのみであり、ある県の捜査関係者は「実際はもっと多いと考えていい」と筆者に語ったことがある。

日本で近年、見逃し案件として象徴的な例とされているのが、2007年に発覚した時津風部屋の暴行事件である。17歳の新弟子だった力士が、巡業先の愛知県で稽古中に心肺停止になり、搬送先の病院で死亡した。医師は、その死因を急性心不全と診断したが、警察が心筋梗塞などのことを指す虚血性心疾患と書き換えていた。

その後、当時の時津風親方が新弟子の親に稽古中に死亡した旨を報告し、火葬すると伝えた。親がそれを断ると、火葬されることなくあざだらけの遺体が返されたという。それに驚いた親が、独自に新潟大学医学部法医学教室に解剖を依頼。結局、ビール瓶などで暴行されて死亡したことが明らかになり、時津風親方や兄弟子らが有罪判決を受けている。

最近でも、京都府で発覚した、連続青酸殺人事件がある。

2013年、京都府内の自宅で死亡した男性（75）から司法解剖によって青酸化合物が検出され、夫を保険金目当てで殺害した容疑で翌14年に妻の筧千佐子が逮捕された。

筧は警察に対して罪を認め、それをきっかけに、過去に筧と婚姻や内縁関係にあった男性たちが多数不審死していることが判明した。不正に相続した遺産は合計10億円にものぼったという。

事件は京都から大阪府、兵庫県にまたがっており、筧は2007年から13年までの4人に対する殺人罪3件と強盗殺人未遂罪1件で死刑の判決が言い渡されている（最高裁判所は2021年6月の上告審判決で被告側の上告を棄却し、死刑が確定した）。

これら4件以外でも、筧と内縁関係にあった男性などが何人も不審死をとげており、筧も青酸化合物を飲ませたことを認めているケースもあった。だがそれらの事件では、きちんと死因究明されていなかったことなどもあって、殺害を裏付けることはできないままだった。また捜査段階で不審死が判明しても、死亡時に解剖をするなどしてきちんと死因究明を行なっていなかったために病死と結論づけられており、嫌疑不十分で起訴することはできなかった。最後の男性が死亡して司法解剖によって事件が発覚するまで、数々の犯行は見逃されてきたのだ。

近畿地方を拠点にしているある法医学者は、「筧の事件以降、大阪の警察は見逃し事件にかなり敏感になっています」と語っている。もちろん、そうあるべきである。

だが、これは日本の法医学者の能力の問題ではない。解剖したが見逃したという話ではないのだ。すべての原因は、死の真相を突き止めるプロである法医学者に仕事の機会を与えなかった日本の死因究明制度にあると言えるのではないだろうか。

筧千佐子の事件でも、それぞれの死亡者の死因が究明されていれば、もっと早く犯行を食い止められたかもしれない。この事件で殺害された人たちは、現行の制度の不備の犠牲者だとも言えるのだ。

政治が動いた

法医学者が抱えている根本的な問題の三つ目が、地域格差だ。地域の大学などの状況によって、解剖率や解剖の質が変わってしまうことである。

解剖率だけを見ても、その差は歴然だ。すでに述べた通り、東京と広島では大きな差があるが、それ以外でも解剖率のばらつきは顕著になっている。たとえば２０１９年の九州だけを見ても、福岡県は７・７％、佐賀県は８・８％、長崎県は10・８％、熊本県は４・６％、大分県は３・３％、宮崎県は４・４％、鹿児島県は６・７％だ。その明確な差がわかってもらえるだろう。

千葉県では当時から、異状死体の解剖はほとんどを千葉大学の医師が１、２名で担当してきた。一方で、東京23区には監察医制度があるため、監察医務院に出入りする何人もの法医学者が解剖を行う。司法解剖も都内のいくつかの大学が担当できる体制がある。しかし地方に行けば、異状死体を解剖できる法医学者が１人しかいない地域もあり、どうしても解剖をせずに済ませるケースが出てくる。そうなれば、犯罪見逃しの可能性が生じてしまうのは言うまでもない。

こうした状況を変えるべく、岩瀬は警察や官僚などに話を持ちかけてきたが、なかなか取り合ってもらえない状況が続いた。

そんななか、岩瀬は千葉大学で教授になってしばらくして、民主党・細川律夫議員の政策担当秘書だった石原憲治と知り合った。石原は当時について、こう振り返る。

「岩瀬さんとは2004年に初めて会いまして、その時初めて、法医学界の実態を知ったのです。岩瀬さんから、国会でも状況を改善するために動いていただけないでしょうか、と。それが発端です」

この両者の出会いをきっかけに日本の法医学界は、少しずつ変わっていくことになる。ちょうどそのころ、岩瀬は、警察などと仕事をする日常業務へのリスクを覚悟で、週刊誌で法医学の実態を実名で告発した。記事が出ると警察からチクチクと言われたり、冷たい視線を感じたりもしたが、その勇気ある行動が問題の周知に役立ったことは確かだった。

石原も細川議員とともに、国に対して死因究明制度や法医解剖などについての質問主意書を提出するなど動き出した。そして民主党の法務部門会議の中に死因究明ワーキンググループを立ち上げた。

そのワーキンググループでは、当時の東京都監察医務院院長、法医学者、歯科法医学者、法中毒学者、法解剖でトラブルに巻き込まれた犯罪被害者などからヒアリングが行われた。その甲斐あって、2006年からはワーキンググループが「死因究明小委員会」に格上げされ、日本の法医制度を改革する「死因究明法案」の提出に向けて政治が動き始めたのだった。

こうした動きを受け、変化が出始めていた。国の司法解剖の予算に、1体につき2万円の薬毒物検査費が2005年から加算されるようになったり、翌年には司法解剖にかかわる検査経費が初めて予算化されたのである。警察による「無銭飲食」状態が改善を見せ始めたの

都道府県別の死体取扱状況（令和元年）

都道府県	死体取扱数	死体解剖				
		司法解剖	調査法解剖	その他の解剖数	解剖総数	解剖率
北海道	7,739	748	49	2	799	10.3%
青森	2,098	238	2	0	240	11.4%
岩手	1,886	80	2	0	82	4.3%
宮城	3,226	239	61	0	300	9.3%
秋田	1,346	86	12	2	100	7.4%
山形	1,575	99	53	0	152	9.7%
福島	2,917	132	21	0	153	5.2%
警視庁	21,594	165	593	2,952	3,710	17.2%
茨城	4,420	186	43	34	263	6.0%
栃木	3,235	84	130	0	214	6.6%
群馬	2,653	81	10	0	91	3.4%
埼玉	9,847	404	26	20	450	4.6%
千葉	8,777	396	46	5	447	5.1%
神奈川	12,282	668	771	2,879	4,318	35.2%
新潟	3,212	114	7	3	124	3.9%
山梨	1,165	47	6	0	53	4.5%
長野	2,548	173	4	0	177	6.9%
静岡	4,163	202	19	0	221	5.3%
富山	1,392	167	16	1	184	13.2%
石川	1,293	119	5	0	124	9.6%
福井	1,233	114	25	0	139	11.3%
岐阜	2,398	110	7	0	117	4.9%
愛知	7,520	343	74	1	418	5.6%
三重	2,506	125	38	0	163	6.5%
滋賀	1,584	99	26	0	125	7.9%
京都	2,772	201	69	3	273	9.8%
大阪	12,309	494	111	700	1,305	10.6%
兵庫	5,283	215	441	1,262	1,918	36.3%
奈良	1,841	183	23	0	206	11.2%
和歌山	1,434	164	67	0	231	16.1%
鳥取	946	50	16	0	66	7.0%
島根	913	74	27	0	101	11.1%
岡山	2,432	117	18	0	135	5.6%
広島	3,183	37	2	0	39	1.2%
山口	2,104	108	16	1	125	5.9%
徳島	970	47	4	1	52	5.4%
香川	1,386	89	23	0	112	8.1%
愛媛	2,052	77	26	0	103	5.0%
高知	1,238	81	11	0	92	7.4%
福岡	5,541	384	42	0	426	7.7%
佐賀	1,010	71	16	2	89	8.8%
長崎	1,516	148	10	6	164	10.8%
熊本	2,159	94	5	0	99	4.6%
大分	1,168	36	2	0	38	3.3%
宮崎	1,253	54	1	0	55	4.4%
鹿児島	1,904	110	18	0	128	6.7%
沖縄	1,785	190	173	39	402	22.5%
合計	167,808	8,243	3,167	7,913	19,323	11.5%

※ 警察庁刑事局捜査第一課に報告のあったもの。
※ 交通関係、東日本大震災による死者を除く。
※ 解剖率は死体取扱数に占める解剖総数の割合。

警察庁刑事局資料を基に作成

だ。

そして２００７年には、民主党が法案を提出。石原は、「野党案ということで、審議には至りませんでしたが、自民党や公明党などにも、この問題について知ってもらうきっかけにはなった」と話す。

岩瀬も当時、政治が動くことで状況が改善されていく状況に手応えを感じていた。法医学の窮状が変わるかもしれない、という期待を持ったのは言うまでもない。

この潮流は、日本の政界で与野党が逆転し、２００９年に民主党政権が誕生することでさらに進展した。

２０１１年に岩瀬は内閣府の推進会議の委員として、新しい死因究明制度を作るべく議論を重ねた。そこから、２０１２年には「死因究明等の推進に関する法律」（死因究明等推進法）と、「警察等が取り扱う死体の死因又は身元の調査等に関する法律」（死因・身元調査法）が作られ、審議の末に成立した。

しかし、である。

岩瀬はこの2法についてこう嘆く。

「委員として同意もしてないのに時間切れを理由に同意したことになって、あの2法ができたんです。最も大事な部分で、法医学側の意見は聞き入れてもらえなかった。びっくりですよ」

岩瀬や法医学会は、新しい法律を議論するにあたり、新しい解剖制度を作る以前に、死因究明を専門的に行う機関として死因究明医療センターという海外の法医学研究所にあたるものを設立すべきであると主張していた。だが国は、それは難しいと判断し、新しい解剖制度は設けるが、専門機関については死因究明等推進法の中で、体制整備を「推進する」という言葉を盛り込むだけでお茶を濁した。死因究明等推進法は、死因究明の基本的な考え方を示すだけの理念法にとどまっている。

もう一つの死因・身元調査法は、制度を実際に変える実施法として翌2013年に施行されたが、法医学の現場を混乱させた。なぜなら、人員と設備の整備もせずにこれまでになかった新しい解剖制度、いわゆる、「調査法解剖」を新設したからだ。調査法解剖は、新法解剖とも呼ばれている。

改めておさらいすると、異状死体が発見されたとき、犯罪の可能性が高い、または犯罪の疑いがあるときには司法解剖が行われる。これには裁判所の令状が必要だが、遺族の承諾は必要ない。

犯罪性はないが、公衆衛生上必要な死因究明を目的とする場合は行政解剖が行われる。この解剖は、監察医制度のある地域では遺族の承諾なく実施できるが、監察医制度のない地域では遺族の承諾のもとに実施される。

ただ問題は、日本では解剖を歓迎しない文化が昔からあり、遺族の承諾を取れないケースが少なくないことだ。そうなると犯罪が埋もれてしまうケースも出てくる。そこで新たな解剖制度として、調査法解剖（新法解剖）が加わったのである。この解剖は、犯罪性はないが、主に死因究明や身元を明らかにするために行われるもので、警察署長の権限で遺族の承諾もなく行うことができる。

行政解剖は公衆衛生目的なので自治体が所管しているが、司法解剖と新法解剖は予算も含めて警察庁が担う。

だが、専門機関ができないままで新しい解剖制度ができても、呼び名と予算の流れが変わるだけに過ぎなかった。蓋を開けてみると、警察が担当する解剖が一つ増えただけだったのだという。

しかも、調査法解剖は、新たな弊害を生んでしまっている。

この法律を作るにあたり、当時、警察庁の金高雅仁・刑事局長が、神奈川県のある解剖医のところに視察に行った。神奈川県は日本で他の追随を許さないほど極端に多くの解剖を行っている地域だからだ。その背景は第六章で詳しく見ていくが、1人の解剖医が信じられないほどの解剖数をこなしているのである。神奈川県のやり方は、法医解剖で本来必要とされる、写真や血液、臓器の保管を含めた証拠保全の面や客観性の面などから医学界では長く物議を醸している。

ところが、刑事局長は、そこで大量に実施されている解剖の手際にいたく感心したようだ。10万円程度で短時間に大量の解剖を請け負っているそのやり方を基準にして、調査法解剖を行うよう指示したという。

「死因・身元調査法が施行になってから、われわれ大学に警察庁が12万円ほどの安い値段で

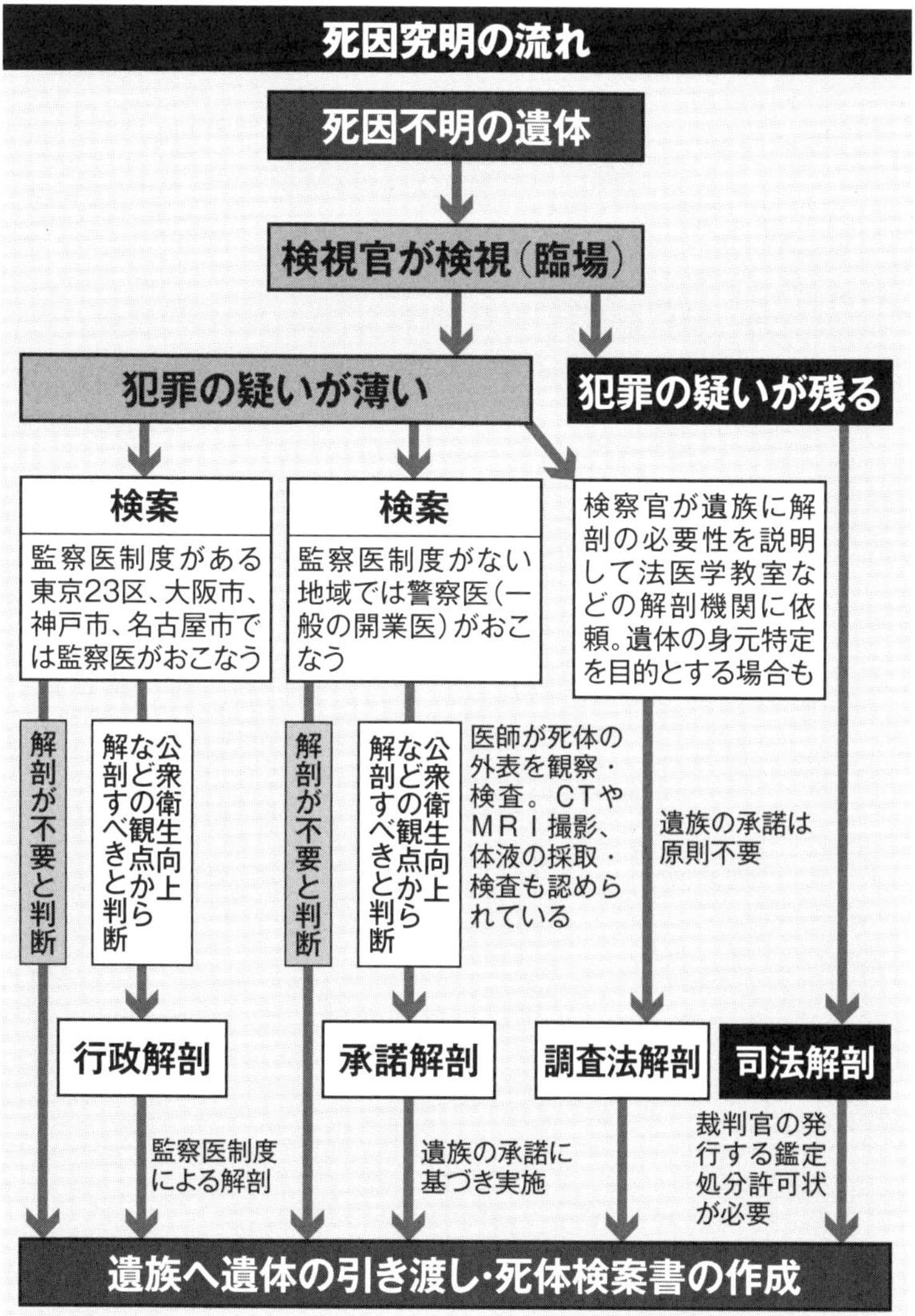
死因究明の流れ
死因不明の遺体
検視官が検視（臨場）
犯罪の疑いが薄い
犯罪の疑いが残る
検案
監察医制度がある東京23区、大阪市、神戸市、名古屋市では監察医がおこなう
検案
監察医制度がない地域では警察医（一般の開業医）がおこなう
検察官が遺族に解剖の必要性を説明して法医学教室などの解剖機関に依頼。遺体の身元特定を目的とする場合も
解剖が不要と判断
公衆衛生向上などの観点から解剖すべきと判断
解剖が不要と判断
公衆衛生向上などの観点から解剖すべきと判断
医師が死体の外表を観察・検査。CTやMRI撮影、体液の採取・検査も認められている
遺族の承諾は原則不要
行政解剖
承諾解剖
調査法解剖
司法解剖
監察医制度による解剖
遺族の承諾に基づき実施
裁判官の発行する鑑定処分許可状が必要
遺族へ遺体の引き渡し・死体検案書の作成

解剖（調査法解剖）を依頼してくるようになったんです」

そう岩瀬は言う。

すでに述べたとおり、きちんと司法解剖をするには40万円ほどは必要になる。

「どうしたら12万円で、適切な死因究明ができるのか」

これは千葉県だけではない。日本中、多くの県が同じように、12万円ほどでやっているのが現状だ。ちなみに、調査法解剖では、県によってはそれにいくらか値段を上積みしているところもある。例えば、岩瀬のいる千葉県では、千葉県警の努力によって、なんとか30万円になるよう足りない分を県が支払っているのが実態だ。それでも完全な司法解剖はできないのだが。

岩瀬の失望は大きい。

「せっかくできた法律です。当初はなにか期待感はあったが、もうほとんどなくなってしまいました。残念ですが」

２０１２年にできた理念法の死因究明等推進法は時限立法だったために、２０１４年に失効した。その後、政策秘書だった石原は、岩瀬のいる千葉大学に籍を置き、政治から死因究明制度を改善できるよう働きかけを続けている。

そして２０１９年には、死因究明等推進計画が閣議決定され、新たに「死因究明等推進基本法」が成立した。同法は２０２０年４月に施行。ただこれも理念法に過ぎず、何か実効性があるものではないとの評がもっぱらである。この先も状況の改善を期待できるような動きは、いまのところ、ない。

理想の法医学教室を

期待と失望を繰り返してきた岩瀬だが、自分の足元から状況を変えようと動き始めている。大学側として新たな法医学教室の理想像を作ろうとしているのだ。２０１４年には従来の法医学教室の殻を破るべく、文部科学省の指定を受けて、千葉大学附属法医学教育研究センターというＮＰＯを設立した。センターの中で千葉大の法医学や法中毒学、法歯科学など六つの部門を連携させ、日本最大級の法医学教室に成長させた。

岩瀬は研究センターのセンター長に就任。特任教授というポストを活用して、非正規職員ではあるが医師らが所属して法医学に従事できるようにした。大学組織の中では簡単にはできないことである。

岩瀬は先に述べた解剖の検査経費はセンターの収入とし、本来執刀医に払われる解剖謝金は別に作ったＮＰＯ法人に集約し、そこから謝金をセンターに寄付する形でセンターを運営している。それにより、非正規ながらも人員を増やすことが可能になり、以前は７名だけだったスタッフは、現在では20名ほどになっている。

２０１４年からは新たな重責を任されることになった。母校である東京大学医学部法医学教室教授にも就任したのである。実は、この教授ポストはしばらく空席になっていた。千葉大と東大の両方の法医学教室で教授の職に就くのは前代未聞である。

東大の法医学教室の教授の選考システムは独特である。一般的には、募集があった時点で、教授になりたい人が自ら応募するのが普通だ。そして選考を経て教授が選ばれる。だが東大では、学校側が教授候補を選び、その候補に募集するように指名するのである。

実のところ岩瀬は以前も打診されたことがある。ただじっくりと足場を固めてきた地元の千葉大学の教授を辞めるつもりはないので避けてきた経緯がある。だが今回は、辞めなくてもいいということだったから引き受けたのだと言う。

これまで散々、歯に衣着せず日本の死因究明制度を批判してきた岩瀬を、日本最古の伝統と影響力のある東京大学医学部法医学教室が教授に据えたというのは感慨深いものがある。東大と千葉大の法医学教室が連携を強めて、日本の法医学のあり方を変えるべく引っ張っていく可能性は高い。

岩瀬は、東大にも千葉大の研究センターのようなシステムを取り入れたいと考えているが、現時点ではまだハードルがいくつかあるそうだ。それでも、特任ポジションの設置など、センターに近い体制を作りたいと考えている。

岩瀬のような法医学者がいることで千葉県は、法医学的には死んでも「安心な」場所と言えるかもしれない。警察も岩瀬の声を聞くようになっており、死者が残した最後のメッセージにできる限り耳を傾ける体制の整備が他よりも進んでいるからだ。逆に残念ながら、死者の声が届きにくい地域も実際に存在しているのが、日本の現実である。

岩瀬のような一法医学者が、リスクを負いながら改善に突っ走ってきた日本の死因究明制度だが、諸外国と比べてお粗末だという声は当の法医学関係者などの間からよく聞こえてくる。

では内外の制度は何が違うのだろうか。何が劣っているのか。他国の状況を次章でじっくりと見ていきたい。

第四章　死因究明の日米格差

世界に通じた日本人法医学者

世界で最も有名な日本人法医学者と問われれば、必ず名前が挙がる人物がいる。トーマス野口。福岡県で生まれ、神奈川県横須賀市で育った野口は、日本医科大学を卒業後に東京大学付属病院で研修医として働き、アメリカに渡った。

カリフォルニア州の病院で勤務したのち、ロサンゼルス郡検視局に入局、1967年から1982年にわたって検視局の局長を務め、日本人ながらアメリカの、いや世界の法医学のイメージ改善に貢献した。

野口は、謎の死を遂げた女優のマリリン・モンローや、大統領候補指名選挙キャンペーンの最中に暗殺されたロバート・ケネディ上院議員をはじめ、歌手のジャニス・ジョプリンやコメディアンのジョン・ベルーシ、実業家で大富豪だったハワード・ヒューズやカルト集団によって残忍に殺害された女優のシャロン・テートなどの法医解剖を担当してきた。

法医学者の地位向上のため、積極的にメディアに登場し、記者会見でも事件の真実をできる限り真摯に伝えるよう努めた。一般市民にも広く知ってもらうためにドラマ制作などにも積極的に協力し、テレビドラマのモデルにもなった。収録のために、解剖室を貸し出したこともあった。

そんな努力の甲斐あって、法医学者は人目に付かない解剖室で「死体を切り刻んでいる変わり者たち」というイメージから、社会のために死因を究明する「必要不可欠な医師」であると世間に理解されるようになった。その功績は今も語り継がれている。

野口はロサンゼルス郡検視局の局長を退任後、南カリフォルニア大学で教授になり、日本とアメリカの法医学者たちの交流の架け橋になるなど、後進の育成にも多大なる貢献をしてきた。

私は、取材で野口に密着して何度も法医学関係の世界的な学会に参加したことがある。そういう場では、世界各地の若い法医学者たちが野口に挨拶に来る。野口に「あなたの活躍を本や映像で知って法医学者を目指したのです」と声を掛ける外国人法医学者を見たのは、これまで一度や二度ではない。

アメリカの法医学者の地位向上に尽力した野口は、94歳になった現在も世界医事法学会の会長を続け、アメリカ国内外の学会などにも姿を見せ、現役を貫いている。

2010年9月、野口に会うために若い医師が、単身ロサンゼルスに降り立った。形成外科の臨床医だった奥田貴久は、初めて訪問するロサンゼルスのどこまでも続くような青天の下、法医学者への大きな一歩を踏み出そうとしていた。

山形県の公立病院で医長をしていた奥田が法医学の世界に飛び込みたいと思うようになっ

たきっかけは、２０１０年に、ある新聞記事を読んだことだった。記事は、法医学の分野では人材不足が顕著で、犯罪が見逃されていると問題提起をしていた。

すでに医師になり10年が経ち、形成外科の専門医としてひとり立ちしていた。そのまま医師として病院で働くこともできるが、そこに迷いがあった。研究をまたやりたいという思いが出てくるのと同時に、人ができないことをやりたいとも考えていた。

「30代半ばでまだ強気だった」と振り返る奥田は、思い切って新しい分野に飛び込むことに決めた。

記事を読んで衝撃を受けた当時、奥田にとって、法医学はこんなイメージだった。

「裏方的な仕事だと思っていましたね。じめじめしている感じで、ドラマで出てくるような暗い地下室のイメージです。でも自分としては陽の当たる場所というか、みんなに法医学を知ってもらいたいと感じたのです」

そこで出会ったのが、トーマス野口が１９８３年に作家のジョセフ・ディモーナと著した『CORONER《コロナー》』（邦題『検死官』講談社刊）だった。そこには、ロサンゼルス郡の検視局長だった野口が、有名人の法医解剖と、それにまつわる社会の反応、そしてアジア人として白人社会でもがいた記録が記されていた。さらに、野口がモデルになったアメリカの古いＴＶドラマ『ドクター刑事クインシー』も視聴した。

法医学に気持ちが傾いた奥田はすぐに野口の母校である日本医科大学の法医学教室に連絡し、翌日には東京に向かった。そして法医学教室を訪れ、「ロサンゼルスに行ってトーマス野口先生にお会いしたい」と直談判したのだった。

法医学に転向したいが、アメリカの検視局の現場を自分の目で見て、本当にやっていけるのかどうか、確認しようとしたのである。

「アメリカの法医学の現場を見てみて自分がどんな気持ちになるのか、正直、想像つかなかった。医師であっても、臨床の現場にいたために異状死体の解剖はまったく見た経験がなかった。死体を解剖することで気分が悪くなったりしないか、その仕事をこれから生涯やっていけるのか、試す必要があったのです」

野口は、はるばる日本から訪ねてきた奥田を連れ、自らが検視局長時代に設計に関わった「ロサンゼルス地区法科学センター」（ロサンゼルス郡検視局）を丁寧に案内した。薬毒物検査の部屋や人骨を調べる部屋、精密な電子顕微鏡などを備えた検査室、人骨の専門家らがいる研究室、硝煙反応や拳銃から出る飛散物を調べる研究室などを見て回った。また検視局にいる法医学者が、いろいろな死因の種類についても解説してくれた。

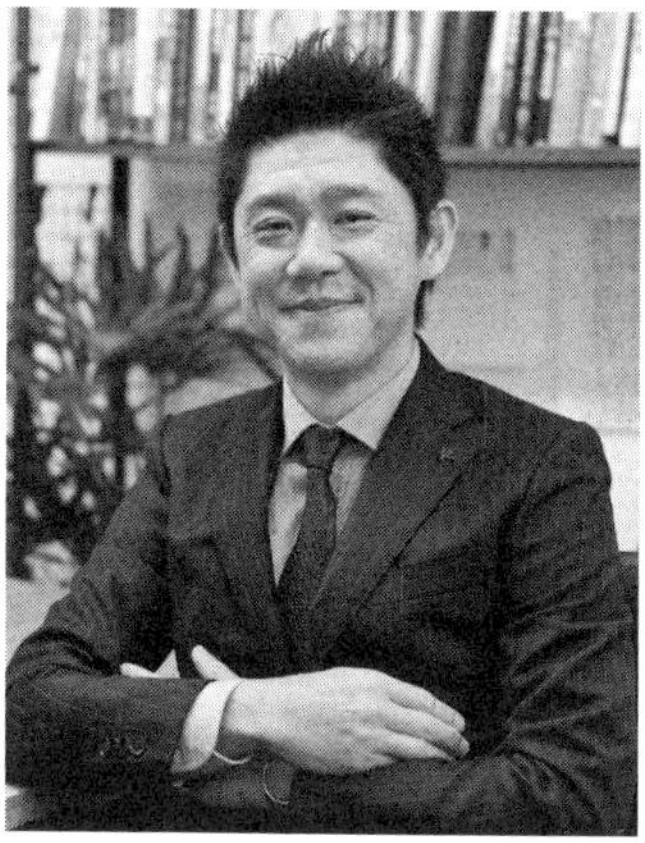
奥田貴久

さらに地下1階にある大規模な解剖室も見学した。この解剖室は、ロサンゼルスで死亡した数多くの世界的な著名人の遺体が運び込まれて、死因究明が行われた現場でもある。

ロサンゼルス郡検視局が扱った最近もっとも有名なケースといえば、50歳の若さで突然死したエンターテイナー、マイケル・ジャクソンだろう。

マイケル・ジャクソンを解剖した法医学者クリストファー・ロジャース医師は、現在、検視局のナンバー2、法医部長として現場を取り仕切っている。

私は、これまで何度もロジャースと話をする機会があった。ロサンゼルスの検視局内を隅々まで案内してもらったこともあるが、非常に穏やかで、物静かな医師である。会話の端々から、大人しく見えてかなり頑固者で自分の鑑定には絶対の自信をもっているのが感じられた。

あるカクテルパーティで一緒になった際には、マイケル・ジャクソンは有名人だったこともあり、その解剖にはかなり気を遣ったと話していたのをよく覚えている。

例えば、検視局内でも遺体に近づける人数を通常よりも少なく限定し、写真や検視の詳細などが流出しないよう細心の注意を払ったと言う。また警察や病院、遺族とも密に連携しながら、検視を行ったそうだ。

検視解剖そのものも、普通では考えられないような警戒ぶりだった。

解剖室の中に設置されている防犯カメラは解剖の様子が漏れないようカバーがかけられ、解剖などから得られた情報は通常使われる検視局のコンピューターには保存されなかった。

そもそも検視局に入るにはマグネットキーが必要で、そこから解剖室のあるフロアに向かうエレベーターの操作には鍵を差し込む仕組みになっているが、マイケル・ジャクソンの遺体を預かっている間は、部外者が誰も近づけないように来客のアポイントメントをすべてキャンセルしたという。

ロジャース医師は、その後、マイケル・ジャクソンの死をめぐる裁判にも出廷して、その死因について、睡眠薬などの過剰摂取であったことを証言している。また数年後、当時の検視局のトップだったラクシュマナン・サシヤバギスワラン局長と死因究明の検討会を行い、その死をめぐって医学的な分析をしている。マイケル・ジャクソンほどの有名人が死亡した際の検視局としての対処や検視についても検証し、死亡から裁判までの経緯や解剖などについての情報を細かくまとめた。

ちなみに、ロサンゼルス郡検視局は役所としてロサンゼルスで発生する死に全ての責任を負うため、そこで働くのはかなりの重責だ。そのため、ロジャースの給料もそれなりに高額で、年収は34万2910ドル（約3750万円）である。ロサンゼルスでは平均的なメディカル・イグザミナー（法医学者である監察医）でも年収は3000万円くらいになるという。こうした条件面もまた、優秀な人材が集まる理由だろう。給料などの情報は、アメリカでは公開されている。公正に社会のために死の調査をするために、自分たちの処遇についても透明性をもって情報開示するという認識があるからだ。

奥田が訪れたロサンゼルスの解剖室では、検視局内にある冷蔵庫から次から次へと遺体が運ばれ、解剖が行われていた。印象的だったのは、黒人の法医解剖医が、銃創の致命傷などを肉眼で確認して所見をとっている様子だった。事件の発生現場の状況など事実と照らし合わせながら、どの傷が致命傷で、そのとき被害者がどのような体勢だったかを淡々と分析していた。日本では決して見ることができない、その景色が新鮮だった。

奥田は確信した。

「自分がそこで、ご遺体を解剖しているという姿が想像できたのです。これなら大丈夫だな、と」

加えて予想しなかった発見があった。

「解剖の様子を見たり、法医学者などと触れ合う中で、法医学が臨床に役立っているとわかったのです。つまり、死んだ人の死因を究明することで、生きている人のための、予防に繋がっていた。ご遺体を調べることで、そこから学んで、人が死なないためのヒントを得られるのです。法医学にはそういう意味もある。扱うのは死体ですが、生きている人のための死因究明なのです」

だが臨床医だった奥田自身から見ても、日本では法医学は生きている人から非常に遠い存在だと感じていた。

ロサンゼルスの検視局を見て、やっぱりアメリカ式の法医学を目指すべきだと思った。

「自分もやってみたいと、心から思えたのです」

日米の死因究明制度の違い

そもそも、アメリカの死因究明制度は何が日本と違うのか。

アメリカには死因究明のための独立した役所が存在する。検視局だ。死因を調査したり、解剖を行なったり、死亡診断書を出すなど、死にまつわることをすべて担当する役所である。そのうえで、制度は州によって異なる。

死因究明制度には2種類ある。

一つ目は、コロナー（検視官）制度だ。中世イングランドで生まれ、アメリカに導入された制度である。コロナーは検視を専門とする役人だが医師ではないことが多く、選挙などで選ばれる特殊な職業だ。明確な病死以外の理由で人が死ねば、コロナーの指示のもと遺体の死因究明を行う。

二つ目は、メディカル・イグザミナー（法医学者である監察医）制度だ。メディカル・イグザミナーは解剖を行う法医学の専門医だが、日本以上に死因究明を徹底して行うために遺体の発見現場に自ら調査に行く人も少なくない。

州によってどちらか一方、または両者を混ぜ合わせたような制度になっている。

ロサンゼルスなら、異状死体が発見されれば、まずコロナーが現場に臨場する。そこで現場の保全をしながら、検視局に遺体を運ぶ。検視局では、メディカル・イグザミナーが遺体を見て対応を決め、多くのケースで解剖を行い、死因を突き止める。そこに警察などが口を挟む余地はない。死因を決められるのは専門的な医者だけだからだ。逆に、警察は周辺の捜査などを進める仕事に専念する。

そうでなければ、例えば警察や行政関係者が当事者になるような事件では客観性が保てない。刑務所や留置場で死亡したケースも同じで、警察なら身内を守ろうとする意識が働くのは想像に難くない。それでは真の死因究明はできない。

その後は死亡の手続きなどを行う事務官が引き継ぐ。ここでも、警察などが口を挟むことはできない。検視局は完全に独立した機関だからだ。

ただし、メディカル・イグザミナーが死因究明の機関を率いていない地域もある。コロナー制度のみの州が14あるのだ。

コロナーのみの制度を採用している地域は問題視されることもある。なぜなら、地域によっては保安官などが責任者になっている場合も少なくないからだ。もちろん、コロナーは法医学者らの助言を受けながら死因を調べていく。しかし、特に人口が少ない田舎に多いが、医学的知識の乏しい人間が遺体の扱いを決めてしまうこともあり、犯罪の見逃しが起きたり、犯罪の隠蔽すら指摘されることもある。こうした州では監察医ではない人が解剖を行なっていたケースなどが時々メディアで取り沙汰される。だが予算不足やシステム変更の労力などが壁となって、問題のある死因究明体制がそのままになっているのだ。

奥田は、アメリカでも進んでいるロサンゼルスの検視局を訪問し、自らの未来を決めた。

トーマス野口に、奥田の法医学者としての印象を聞いてみると、頷きながらこう述べた。

「それまでの臨床からキャリアを変えるのは大変だったと思う。生活も一変しますからね。私もアメリカに来た時はまず臨床の医師になった。言葉にも苦労したし、右も左もわからずに大変だったが、しっかりと一歩一歩前に進んでいけば大丈夫ですよ」

ロサンゼルスから帰国した奥田は、迷うことなく、それまで勤めていた病院を辞めた。そして日本医科大学の法医学教室に籍を移し、法医学の世界を突き進むためにさらにアメリカとカナダへ修行の旅に出ることにした。

私が奥田と最初に出会ったのは、2010年に東京都江東区の東京ビッグサイトで開催された日本救急医学会総会・学術集会でのことだった。

南カリフォルニア大学の名誉教授として米国の医療安全についての講演を行う予定だった野口から「これから法医学者になる奥田先生です」と紹介された。少しでも野口から学ぼうと、常にそばにいて、野口が話す内容に熱心に耳をかたむけていた姿を覚えている。物おじしない、飄々とした雰囲気であった。

各国の死因究明制度

海外と比べて、日本の死因究明制度は遅れていると言われている。

多くの法医学者が問題視している通り、警察が異状死体の犯罪性の有無を判定していることや、客観的な死因究明体制がないこと、法医学者の人手不足、不十分な予算といった窮状が法医学者たちを苦しめている。また、世界を見渡しても、警察が死因究明制度を仕切っているという国はほとんどない。こうした諸問題があるために、日本では解剖率が諸外国と比べて低い。

世界で最も死因究明制度が進んでいると言われる国の一つが、フィンランドである。治安が良いことで知られる首都ヘルシンキでは、異状死体の解剖率は実に78・2%にも上る。日本の解剖率が11・5%で、監察医制度のある東京23区が17・2%であることを踏まえると、その違いは歴然だ。

フィンランドでは、行政区域ごとにそれぞれ死因究明機関をもつよう義務付けられており、それぞれが数名の法医学者を雇っている。そこで異状死体などが発見されれば、死因究明に乗り出し、解剖も行う。さらに国内に五つある大学医学部には必ず法医学者がいて、学生の指導などにあたっている。そして法医学者たちには、捜査権も付与されている。現場に出て死に至る状況を確認したり、関係者への聞き取りなども原則として行うことができるのである。

そうしてまとめられた死亡診断は、地域の法医学に関わる専門職員や、大きな都市では保健当局が確認調査を行って、見逃しや不備がないように二重チェック体制をとっている。法医学者の解剖所見も客観的に評価するようなシステムになっているのだ。

イギリスの解剖率は45・8%と高い。イギリスはアメリカなどでも導入されているコロナー制度が生まれた国である。しかもその起源は、中世にまで遡る。

1191年、中世イングランドのプランタジネット朝で王だったリチャード1世は、十字軍を率いてパレスチナのアッコを占拠。だが船が遭難する災難に見舞われ、仕方なく陸路を使って帰国することになり、途中でオーストリア公レオポルト5世に捕まってしまう。それによって、イングランドは身代金の支払いを求められるわけだが、その支払いをするために、歳入源として死体に税金をかけることになる。

それから、殺人や自殺による死は財産を没収するなど死に方によって支払い額が変わるようになっていった。さらに、当時イングランドの支配層であったフランス系ノルマン人が殺されるようなことがあれば、犯人の暮らす村全体に税金を支払わせたりもした。

人の死が重要な歳入源となっていたため、死因調査をする人たちはコロナーと呼ばれるようになった。王冠を意味する「coron」が語源で、「an officer of the Crown（王に仕える人）」であることからの呼称だといわれる。王に仕えるその役職は、貴族や王の親戚などが支配するようになる。人の死や自殺などのケースを税収のためきちんと調べるようになったことで、現在のコロナー制度につながっていく。アメリカのコロナーもこのイギリスの制度が元になっている。

また法医学で世界的に注目されている国に、オーストラリアがある。同国の中でも、670万人ほどの人口をもつビクトリア州の死因究明機関「ビクトリア州法医学研究所」には、世界中から見学や研修に法医学関係者らが訪問するほどだ。

オーストラリアもイギリスの制度から影響を受けており、コロナー制度を導入している。異状死体の解剖率は53・5％だ。異状死体などを解剖するかどうかを決めるのは州などの司法長官によって指名されたコロナーである。捜査を行う警察に解剖をするかどうかを決める裁量はなく、弁護士など法律家であるコロナーが法医学者などと客観的に死因究明を指揮するのである。

同研究所の関係者はこう話す。

「私たちは捜査員からは独立しています。私たちが見つけた証拠が警察にとって悪いニュースということもあり得ますから。結局、私たちは裁判所に証拠を提出することが目的であり、法的にも倫理的にももっともレベルの高い調査を行うことを求められている」

理にかなっていると言えよう。この人物はさらに続ける。

「死因究明制度が二流だと、皆が苦しむことになる。死んだ人は、誰も自分の最期がどんなものだったか語ることができない。もし愛おしい家族や恋人、友人など自分の近いところにいた人が亡くなった場合、適切に死因の調査をしてほしいと思うのではないでしょうか」

オーストラリアでは1985年にコロナー法ができてから状況が一変した。逆にそれまではかなり酷い状況だった、と言うのは、ビクトリア州法医学研究所の副所長であるディビッド・ランソン教授だ。

以前は、ビクトリア州すら、遺体安置所が一つとテーブルが二つしかない古い建物で、遺体はストレッチャーの上だけでなく、通路のあちこちに重なり合うように置かれていた。腐乱死体なら、隣にある裁判所の法廷にまで、その臭いが漂ってくることもあった。ネズミがあちこちに走り回っているような不衛生極まりない状況だったらしい。しかも解剖を行う必要があっても、場所が確保できずに病院で時間の空いた時に実施したり、フリーの病理学者に執刀を依頼するような有様だった。

日本ではさすがにネズミが走り回り、遺体がそこらじゅうに放置されるようなことはないが、今も古く不充分な施設で解剖を行なっているところもあるので、決して笑えるような話ではない。ほとんどの法医学教室で解剖台は一つしかないし、法医学者の数も驚くほど少ないのだ。

コロナー法の施行を機にビクトリア州では新たな死因究明のための研究所を建てた。そして、研究所はＡｉ（オートプシー・イメージング＝死亡時画像診断）を世界でも先駆けて充実させ、法医学分野で世界の注目を浴びることになった。このＡｉについては、第七章で改めて詳しく取り上げたい。

この研究所の優れている点は、施設やシステムがよく整備されていることに加えて、なんと言っても、広い情報共有が行われていることだろう。法医学関係者や医療関係者はもちろん死因究明のデータを共有できるが、個人情報を消したデータをジャーナリストなどもアクセスできるようにしている。それによって、住民への透明性を確保し、公益性を保つ努力をしているのだ。

もう一つ特筆すべきは、この研究所が扱うのは、死体だけではないということ。例えば性犯罪や暴力事件などでも、鑑定を行って事件の解決に積極的に協力を行なっている。

国境なき法医学

奥田に話を戻そう。

ロサンゼルスにあるアメリカ屈指の検視局で法医学者になる決意をした奥田は、世界水準の死因究明制度を学ぶために２０１３年から、アメリカとカナダへ留学した。

アメリカで奥田が留学先としたのは、メリーランド州ボルチモアにあるメリーランド州検視局だった。大都市のボルチモアは、犯罪率が高い地域として知られている。２０１９年の統計では全米で2番目、世界でも12番目に殺人事件の発生率が高い。犯罪に巻き込まれた遺体が日々送られてくる。

奥田は言う。

「アメリカでは、銃で撃たれて死亡した遺体なんていうのは日常茶飯事です。しかも銃撃戦などに巻き込まれたのか、何発も撃たれているケースが多い。銃創なんて日本ではまずお目にかかることはないです。とにかく、アメリカの法医学者の日常は、日本とは全く違いました」

ボルチモアの検視局は、メディカル・イグザミナー制度で運営され、メリーランド大学のボルチモアキャンパスの敷地内に置かれている。施設の充実度などで米国内でも評価の高い検視局である。

ボルチモアは首都ワシントンD.C.からも近く、メリーランド州内には政府関係者だけでなく、米軍にとっても重要な拠点であるフォート・ミード陸軍基地に属する軍関係者らが多数暮らす。情報機関である米国家安全保障局（ＮＳＡ）も、ネット空間における防衛と攻撃を取り仕切る米サイバー軍もその基地に入っている。

地理的に見ても、アメリカの首都圏を支える重要な検視局と言えよう。

検視局には解剖台が16台も用意されている。さらにそれぞれの解剖台には画像診断用のモニターが備え付けられており、いつでもCTなどの画像を確認できる状態になっている。

「アメリカでは日本の医師免許は使えません。だから、最初は解剖を見学しているだけだった。でも、来たからには、やはり解剖はやりたいと言い続けたのです」

検視局の局長であるデイビッド・ファウラー医師に直談判を続けた。するとやがて、「私の監督の下でならやってもいい」と許可が出た。

そこからは解剖に勤《いそ》しむ毎日を過ごしたが、最初は苦難の連続だった。解剖所見を英語で書く必要があったため、2カ月ほどかけて必死で英語の専門用語を頭に叩き込んだ。そのうちに、解剖後の死因についてのプレゼンテーションも英語でやるようになった。

師と仰ぐトーマス野口も同じ道を辿ってきた。野口もアメリカに渡ってから、改めて医師免許を取得するために勉強し直している。日本で医学部を卒業後に渡米し、1人でロサンゼルスに降り立って、白人社会の中で検視局のトップにまで上り詰めた野口の苦労を、奥田も実体験として感じたという。

「運ばれてくるご遺体で多かったのは、銃で殺されたご遺体と、薬物依存症のご遺体です。最終的には100体ほど解剖したのですが、法医学者として間違いなく貴重な経験になった」

奥田に、ボルチモアで最も印象深かった解剖はどんなものだったのか聞いてみた。

「日本でも電車に轢かれたご遺体など損傷が激しい場合もありますけど、ボルチモアで一番びっくりしたのは、断頭のケースです。交通事故で、首が落ちてしまったのです。その日、解剖室に行ったら、ご遺体のお腹の上にバイクのフルフェイスマスクが置いてあるのが見えた。なんだろうと思って近づいてみると、首から上がないんです。バイク事故で頭が取れてしまい、頭がヘルメットの中に入ったままで解剖に送られてきたのです。それはさすがにびっくりしました。マスクから頭をなんとか引っ張りだしてから、解剖にあたりました」

日本では得難い経験を積み重ねれば、日本に帰国後、その経験を日本人のために活かせる。

バイタリティに溢れた奥田は、ボルチモアでの研修だけでは飽き足らず、やはり北米で評価の高いカナダ中東部にあるオンタリオ州トロント管轄地区検視局でも研修を行なっている。

オンタリオ州はコロナー制度をとっているが、同州のコロナーはすべて死因究明を専門とする医師である。異状死体が発見されると、まずは調査担当コロナーが現場に臨場する。そこでコロナーが死体の検視を行なって、犯罪性の有無に当たりをつける。犯罪性がなさそうなら、死亡診断などの手続きが行われる。犯罪性がありそうとなれば、今度は解剖担当コロナーが現場に呼ばれ、そこから司法解剖に向けた調べが行われる。

奥田は、解剖医が現場に臨場することにも感心したが、それよりも面食らうことがあった。受け入れ側が積極的に訪問者から学ぼうとする姿勢だ。

例えば、研修を始めた初日には朝から解剖を見学したところ、見学中に案内役である検視局の施設長から質問攻めにあった。

「あなたのこれまでのキャリアはどういうものなのか」

「なぜ法医学の世界に入ったのか」

「これまでの研究の内容とその成果は？」

さらに、メリーランド州で何をしているのかも細かく質問された上に、日本に帰国後のビジョンまで突っ込んだ質問を受けた。

これは私も経験がある。アメリカの大学などでは新しく研究者などが加わると、偉い学者たちが次々とその人物がどんな分野で何をしにきたのかを細かく聞いてくることがある。私が留学先のマサチューセッツ工科大学で国際情勢関係の授業に参加することになったときには、教授からマンツーマンで「面接」のような質問攻めに遭った。しかも教授室で「まあ座って」と促されたあと、教授は私が話し始めるのをじっと待っていた。最初は自分から質問すらしない。「面接」を終えて後で振り返ってみると、私は「なぜここにいるのか」「これまで何をしてきたのか」「学校で何を学ぼうとしているのか」「そのために何が必要だと考えているのか」ということを、自発的に説明することを求められていたのだと気がついたのだった。とにかく自分について、スラスラと話せる準備が必要になるのだ。

奥田の場合はさらに、施設長から課題を出された。解剖などの見学が終わると、教科書とスライドを渡され、こう告げられた。

「これらの所見と診断を考えて、終わったら私とディスカッションをしよう。日本人はこれまで病理の発展に大変寄与してきたので、あなたもこれからは病理の学習に注力してほしい」

病理とは、細胞や組織を顕微鏡などで検査し、病気そのものや病気の原因を診断する医学の学問だ。腫瘍などができて病院で組織をとって検査してもらう際には、病理医による診断が行われている。

日本人が病理の発展に貢献していたのは確かである。

日本の病理学が世界で最初に評価されたのは1915年、大正時代に遡る。東京帝大医学部の教授だった山極《やまぎわ》勝三郎という病理学者が、ウサギの耳にコールタールを繰り返し長期にわたって塗り続けることで、癌を発生させることに成功した。世界で初めて〝人工的〟に発癌させた人物であり、ノーベル賞の候補にもなっている。

病理学の歴史に詳しい自治医科大学医学部病理学講座の福嶋敬宜《のりよし》教授はこう言う。

「よく耳にする『早期癌』という概念を、世界に先駆けて確立してきたのも日本の病理学です。早い段階で見つかった胃癌や肝臓癌をミクロレベルで詳細に観察し、また癌がどのように進行していくのかの研究を進め、この分野で世界をリードしてきました。日本の病理学分野は世界でも存在感を示しています」

また最近でも、世界保健機関（WHO）が発行し、腫瘍分類の国際的権威とされる書籍（「ブルーブック」）などでも、多くの日本人病理医が分類の作成・編集会議などに招聘されており、国際的に活躍している。

死因究明と情報公開

奥田は留学から帰国した後、活動の幅を国際的なレベルに広げていく。例えば、法医学の見地からアルコールの影響について研究をする中で、ヨーロッパアルコール医学生物学会（ＥＳＢＲＡ）や国際アルコール医学生物学会（ＩＳＢＲＡ）など多数の国際会議に積極的に参加した。英語での論文にも数多く取り組んでいる。

そして今も、アメリカで起きる事件には他人事とは思えないところがあり、常にアンテナを張って注目している。大きな事件のニュースに触れると、その被害者がどう死因究明されるのかもよくわかっているので、もう遠い国の話には思えない。

例えば、２０２０年にアメリカのミネソタ州で警官に道路に押さえつけられて死亡したジョージ・フロイドのケースだ。この事件によって、アメリカでは各地で黒人の人権問題について改めて問う「Black Lives Matter（ブラック・ライブズ・マター）」という抗議デモが発生し、社会を揺るがした。

フロイドは司法解剖を受けており、その解剖所見が広く公開されている。

実はフロイドは、２度、解剖されている。１度目は、ミネソタ州へネピン郡の監察医によって行われ、２度目は遺族が個人的に要請した有名法医学医が執刀した。米国では、１度目の解剖結果に遺族が不信感を抱く場合や、大きな話題になっているようなケースなどでは、２度解剖を行うことも少なくないのだ。後に刑事だけでなく民事の訴訟になった時に死因が重要な証拠となっていくからである。ちなみに、フロイドのケースでは加害者は警官だが、死因究明に警察は関与できない。

その解剖所見を入手して分析した奥田によれば、

「狭いスペースでうつ伏せに圧迫されたために胸郭運動が制限されて呼吸できなくなる、いわゆる〝体位性窒息〟が死因に関与している印象を持つ」

という。また薬毒物分析はこうだ。

「フェンタニル、メタンフェタミン、コカインなどの違法薬物が血液中から検出された」

コロナ禍にあって、仕事もままならなかったというフロイドが、アメリカで社会問題にもなっている違法薬物に手を出したという痕跡だ。

こうした大きな話題になったケースでも、日本に居ながらにして、解剖所見を手に入れられる時代になった。この死の教訓は解剖所見に残されて生きていく。解剖は歴史的にも、時代の重要な記録となっている。

きちんとした解剖所見は、社会貢献につながっている。

違法薬物使用の事実などを見ると、被害者としてだけ記憶されているフロイドに対する見方が変わる人もいるかもしれない。だがアメリカでは、多くの国民や社会に不安を起こすようなこうした事件では、死因などをきっちりと研究し、事件の真相を広く知らせることは、生きている人たちの無用の不安を和らげたり、公衆衛生に寄与すると考えられている。情報公開して死を無駄にせず、生きている人たちのために法医学を役立てるのだ。

実はここに、日本とアメリカの死因究明制度における、もう一つの重大な違いがある。アメリカでは法医解剖が行われて一定期間を過ぎると、解剖所見などの情報は検視局などで申し込めば、第三者であっても誰でも手に入れることができる。情報公開の意識が高く、死因究明は社会のためだとの考え方があるため、そうした情報に広く市民がアクセスできるようにしているのである。フロイドの事件に限らず、マリリン・モンローだろうがマイケル・ジャクソンだろうが、誰でもその解剖所見を手に入れることができる。その死が社会を不安に陥れないよう、個人情報よりも知る権利を優先するという考え方が、アメリカにはあるのだ。

「それぞれの国にそれぞれの歴史や社会背景もあるので一概には言えませんが、生きている国民の方を向いて法医学が存在していると感じることができた。簡単ではないが、日本もそうあって欲しいと願っている」

日本では、法医学者が行なっている解剖のほとんどは司法解剖または調査法解剖（新法解剖）だ。どちらの解剖も警察庁が管轄しており、解剖内容を公表することもない。

ゆえに、一般的な医学の向上にもなかなか貢献しにくい。さらに言うと、日本の死亡者について、きちんとした統計が取られているのかもわからない。

奥田は言う。

「医師である以上、犯罪性の有無の観点と同じくらい、医学的興味をもって解剖するのですが、それらをどのように伝えていくかが課題なのです。これがうまくできるなら、解剖医はもっと増えると確信しています。私は今でも自分は臨床医だと思っています。実際時々患者さんの診察も行っていますしね。法医解剖もめぐりめぐって患者さんを助けるためにあるという視点がなくなってしまったら、自分の中で解剖する意味は半減する。法医学で解剖台に載せられるご遺体はつい先日まで普段通り暮らしていたのに、予期せず亡くなってしまった方々です。この方々が生きていた様子を思い浮かべ、どのように亡くなったのかを皮膚感覚で思い描くことができることが、臨床に近い私の強みだと思っています」

一国一城の主人に

2020年4月、奥田は日本大学医学部法医学教室の教授に就任した。異状死体の解剖を行いながら、様々な研究を主導できる立場になったのである。

「解剖の依頼は警察署の検視官から直接連絡を受けます。解剖時に検視官なども立ち合いますが、プロらしく皆で真剣に目の前のご遺体に向き合っています。

解剖前には、ご遺体の発見状況や既往歴など事細かに検視官に質問しますが、ご遺体発見から解剖に来るまでの短い間に、かなり詳細な書類や資料を見やすくまとめてくれている。ご遺体への敬意も忘れず、丁寧に扱っている。

警察の見立てを押し付けられるような解剖に立ち合ったことはないですが、みな、解剖室では社会のために貢献するとの思いでやっています。それだけ真剣勝負で、引き締まる思いもあります」

奥田が法医学者となってから研究している分野の一つに、アルコールが人体に及ぼす影響がある。現在、日本の異状死体の4割からは体内アルコールが検出されているという。アルコールに絡んだ死は非常に多いために、その観点から死者のケースを、生きている人の安全のために生かすことができる。

またアルコールに絡んだ暴力事件やハラスメントなども少なくない。有名人が飲酒運転で社会的に大きな話題になることもあるし、私たちの生活へのアルコールの影響はかなり大きいと言っていい。ところが、人間のアルコール代謝速度に関する科学的実証データなどは少なく、事件事故発生時の酩酊度を正確に推定できない現状がある。どれほどのアルコールが事故をもたらしているのかの科学的データが乏しいという事実を前に、奥田は法医学者として、この研究に力を入れている。

もう一つ、死亡例から生きている人たちが学べる問題に、入浴関連死がある。これも、奥田が研究を続けている分野だ。入浴中に人が死亡するケースは世界と比べても、日本が突出して多い。日本人は湯船に浸かることが多いからだ。事実、比較的健康な高齢者が入浴中に浴槽内で死亡する事例は、毎年1万5000件以上発生している。

その原因は熱いお湯が原因となる「ヒートショック」が原因になっているとの説や、急激な血圧降下による失神などいろいろな原因が指摘されている。奥田がメリーランド州に留学していた際に執筆した、入浴関連死をメリーランド州での解剖所見から統計学的に解析した論文がアメリカの法医学専門誌に掲載された。その研究を、さらに日本で進化させたいと考えている。

法医学の教授として「一国一城」の主人となった奥田が、どう日本の法医学界に貢献していくのか、楽しみだ。

さて、法医学界では今、ある傾向が強まっている。女性の法医学者が増えているのだ。次章では、北海道で「城」を構え、まだ女性法医学者がそう多くない頃から、日本の法医学を引っ張ってきた医師にスポットライトを当てたい。

その女性もまた、死者のために信念を貫いて闘っていた。

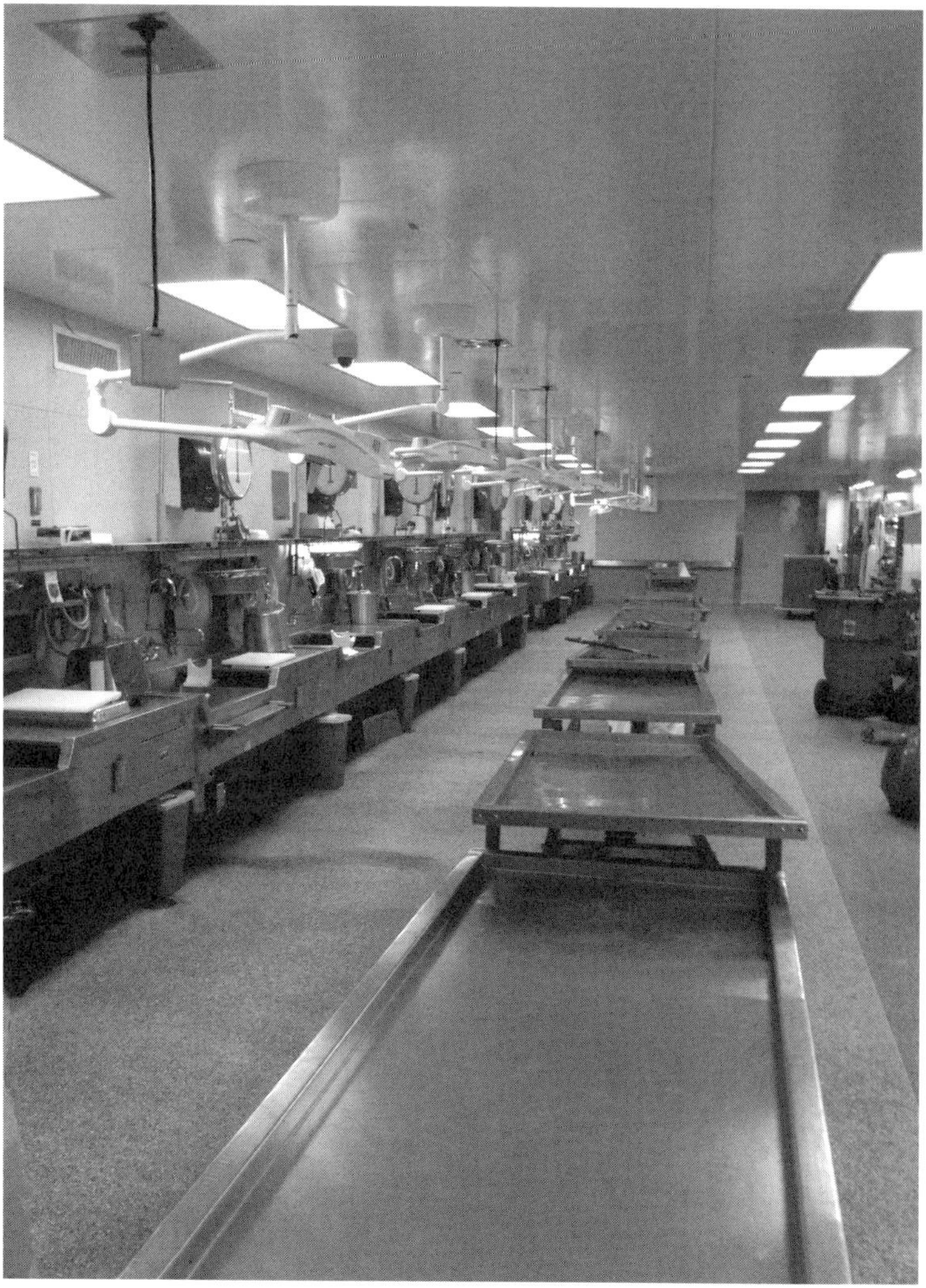
ロサンゼルス郡検視局の解剖室

第五章　「死者の人権」を守るために

「死者の尊厳を守る医学」

日本人は法医学が好きである。

それは、法医学を題材にしたドラマの多さからも明らかだ。放映されてきたのは80年代からだが、最近でも、『法医学教室の事件ファイル』『アンナチュラル』『監察医 朝顔』『女王の法医学～屍活師～』などが人気を博している。

そして、日本の法医学者をテーマにしたドラマには女性を主人公にしたものが多い。ここで挙げた人気ドラマは4作品とも女性法医学者が主役だ。

実は現在、法医学の世界には女性は少なくない。

私が初めて接した女性の法医学者はアメリカ人だった。2014年に取材で参加したアメリカ法医科学学会で、女性法医学者のマーセラ・ファリネロ・フィエロと発表会で同じテーブルとなり雑談をした。

フィエロは、米人気女性作家であるパトリシア・コーンウェルが法医学をテーマにした小説『検屍官』に登場する主人公ケイ・スカーペッタのモデルとなった人物だ。もともと米バージニア州検視局で法医解剖医を務め、2007年に退局している。産婦人科医である夫とともに参加していたフィエロは、気さくな女性だった。『検屍官』シリーズを読んでいたので、そのモデルとなった人物と直接話ができたことは光栄であった。本人にそう伝えると、これまで散々そう声をかけられてきただろうが、少し照れたように「ありがとう、うれしいわ」と言ってくれた。

フィエロが法病理学の専門医認定を受けたのは1974年のこと。当時全米で3人しかいなかった女性法医学者の1人だった。法医学者や警察官、検察官などでは男性が多く、そんな男社会の中で腫れ物のように扱われていたらしいが、現在、アメリカの法医学者の数は女性のほうが多くなっている。

ここ日本でも、法医学者である女性教授が最近増えつつある。

だが、北海道旭川医科大学法医学講座の清水惠子教授が1999年に法医学の世界に飛び込んだときは、女性の法医学者自体の数が少なかった。

「警察からも、女性で医師免許持っているのに、なぜ法医なんかやっているんですかとはっきりと言われたことがあります。これは北海道だけかも知れないですが、死体は忌み嫌われるものという固定観念があった。女の人がそんな死体を扱うような仕事に就くのはどうなのよ、という空気がまだあったのです」

1962年に北海道札幌市で生まれた清水は、決して丈夫ではない子どもだった。小学生時代には、リウマチ熱が悪化して4カ月入院したことがある。その時、世話になった女性医師の姿に憧れはしたが、小学校ではどちらかといえば落ちこぼれで、まさか自分が将来医学部に入るなど思ってもいなかった。

そんな清水が「人生が変わった」という出来事が、小学3年生の時にあった。ある日、自宅から離れた場所に楽器の習い事で出かけた際に、北海道教育大学附属札幌小学校の生徒たちが、自分たちの学校前の歩道橋で掃除をしていた。その社会奉仕する姿を見て、とにかく感動を覚えた。その出来事がきっかけとなって、同小学校への編入試験に自ら志願したのである。試験前には、大学教員をしていた母親が1週間ほどみっちり勉強を教え込んだという。

1週間の特訓で無事に編入を果たした清水は、そこから附属校で中学までを過ごした。高校は北海道でトップクラスの公立進学校に進んだ。卒業後は、学費など家庭の事情などもあって、北海道大学理Ⅱ系（薬学部）を受験、見事に現役で合格した。

ただ清水には物足りなかった。北海道大学の薬学部は研究に重きを置いていたからだ。

薬学部の教授からはっきりとこう言われた。

「薬剤師になりたいなどという志の低い者は、私の講義を受けなくて結構です」

清水には、人や社会と直接関わる仕事がしたいという思いがずっとあった。今でこそ薬局などで薬剤師から服薬指導などはあるが、当時はそういう仕事は少なく、患者と触れ合う機会もなかった。研究室で試験管を振りながら、悩む日々を過ごしたという。

やがて医学部への転向を考えるようになる。さらにその頃、薬学部のある関係者が、教員とトラブルを起こして思い詰め、問題を起こして大学を辞めた。その顚末を見て、精神科で心の問題を勉強してみたいという思いが強くなったという。結局、大学院修士課程を修了したのち、旭川医科大学を受験して医学部へ再入学した。

そして入学した旭川医科大学で、法医学に出会う。法医学教室の塩野寛教授の講義を受けたのがきっかけだった。

塩野は普段からブラックユーモアを交えて学生たちを惹きつける授業をしており、清水はゲラゲラ笑いながら授業を受けたという。

そんな塩野の口から出た言葉に、清水は感銘を受けた。

「法医学とは、死者の尊厳を守る医学である」

その言葉がきっかけとなって、法医学に進むことに決めた。

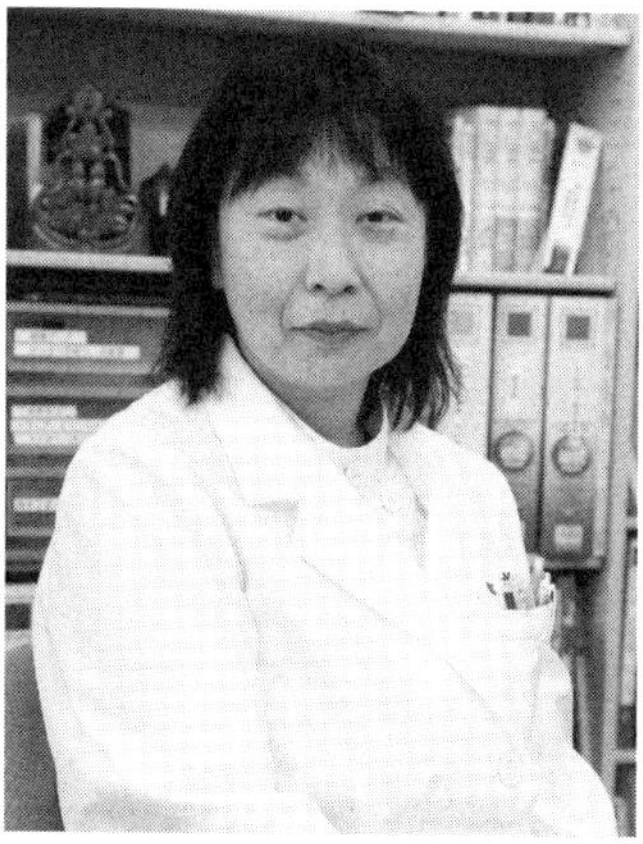
清水恵子

実は、塩野教授は、厳密には「法医学とは、死者の〝人権〟を守る医学である」と言ったのだと清水は言う。だが法的には死者には〝人権〟はない。だから実際は〝尊厳〟という言葉が正しい。そんなことから、清水はずっと「尊厳」という言葉を使っている。

「医学部の授業を聞いていて、この医学領域は何のためにあるのかっていう話をすることはないのです。例えば、小児科はなんのためにあるのか、内科はなんのためにあるかって、そんなことは教わらない。

当たり前のことで、患者の病気を診断して治療するってことです。それが大前提にある。そこには哲学的な話は出てこないのですが、法医学はなかなか哲学的で奥が深いなと思ったのです」

さらに最初に見た司法解剖にも引き込まれた。学生だったために被害者の状況は詳しく知らされなかったが、解剖室には、老人2人の異状死体が並べられて解剖が行われた。

「普通じゃない亡くなり方をしている。その状況を客観的に、医学的に見ていって、この人の最期に何があったのかということを明らかにして、その人の尊厳を守る。そういう作業はなかなか魅力的だった」

そういう清水の考え方の背景には、女手一つで清水と弟の2人を育ててくれた母親から教わった生き方があった。

「世の中の物事は客観的に見なさい」

大学教員をしていた母親からはそう学んだ。

「物事に意味付けをするのは人間なので、客観的にありのままを見るということ。同じものを見ても、人によってぜんぜん意味が違う。それは人の心の在り方の問題なので、客観的にものを捉えないといけないのだ、と言われてきた」

法医学の世界に入った清水は、助手、講師、助教授を経て、教授となった。旭川医科大学の医学部医学科では、初めての女性教授だった。さらに、2017年には、女性で初めて、日本法医学会の庶務委員会で委員長（理事）も務めている。

忘れられない事件

清水の場合、解剖は前日までに連絡が入り、午前中には執刀、解剖後は鑑定書を作成する。解剖が複数なら、すべての遺体の執刀が終わるまで解剖室で作業し、それから鑑定書を書く。大学に属しているため、それらと並行して教育や研究も行っている。

大学の授業や委員会などがあれば、夜中まで作業が続く。教科書改訂作業、雑誌の執筆作業などもある。

土日や祝日は、北海道で司法解剖ができる3大学（北海道大学、札幌医科大学、旭川医科大学）が、交代で勤務をする。当番制で解剖を担当するのだ。

この制度について話をしている際に、清水は冗談っぽく笑いながらこう漏らした。

「1年の土日祝日の3分の1が待機も含めて当番で拘束されることになります。それが定年まで続きます。定年後は何をしようかな、と今から少し楽しみにしています」

旭川医大の法医学講座は、年間250体ほどの解剖を行う。

北海道では、異状死体に対する解剖率は10・3％で、これは全国平均である11・5％と比べても遜色はない。清水がこれまで執刀した遺体の数は2000体以上、助手として関わった数は1300体程度にもなる。

裁判に出廷する仕事もある。法医解剖を担当している清水の場合、9割ほどは検察側証人となるが、1割くらいは弁護側の鑑定や証人も依頼される。

警察や検察の捜査や裁判などに話が及ぶと、清水はぽろっとこんな本音を吐露した。

「被疑者が女性で、捜査機関や司法、マスコミという公権力から『いじめ』にあっているように思える案件は、何を敵にまわしても、正義を主張したいと思っている」

そう言った清水は、すぐにこう言い添えた。

「まあ、そんな事ができるのも、国立大学の教員だからだと感謝していますよ」

そんな清水の「人間らしさ」を垣間見ることができるエピソードがある。２００９年に起きた事件にまつわるものだ。

同年2月、北海道紋別郡興部町《おこっぺちょう》で、パート店員だった女性（39）が、殺人未遂の疑いで逮捕された。当時の警察の発表によれば、女性は朝の6時ごろ、同居中だった内縁の夫の首を自宅にあった包丁で刺した疑いを持たれた。内縁の夫は、搬送先の病院で死亡した。

事件は、朝の些細な喧嘩から始まった。早朝に、内縁の夫が設定していた携帯電話の目覚まし時計の音をめぐって、両者は口論となった。その音があまりにもうるさかったからだという。

女性は前夫からドメスティック・バイオレンス（家庭内暴力）を受けていた経験があったため、夫婦喧嘩になると刃物を手にとって自己防衛する癖がついていたという。その朝も、興奮して、洗い場にあった前夜に使い始めたばかりの刃渡り12センチの果物ナイフのようなものを摑んで夫を威嚇した。

また妻は、極度の近眼だった。そんなことから、夫が「危ないからやめろ」と近づいてきたことで、「近づかないで」と果物ナイフを持った右手を反射的に真っ直ぐ前に突き出した。するとそのナイフが、夫の左の肩口の鎖骨付近に刺さった。夫は「痛い！」と言い、前につんのめる形となり、その瞬間に刃物が深く入ってしまった。ごくわずかだが左肺にも達した。果物ナイフはすぐに抜き取られたが、血が噴き出すようなことはなかった。

我に返った妻は痛がる夫を連れて、軽自動車を運転して近所の病院に向かった。この時、傷口は小さく、2人は怪我をしたくらいにしか思っていなかった。事実、町立病院についても駐車場から2人で歩いて診察に向かっている。

診察室で夫は横になり、酸素を吸入した。朝の6時ごろだったこともあり、ちょうど医師が入れ替わるタイミングだった。夫は、その状態のまま2時間ほど診察室で待つことになった。

8時ごろに出勤してきた医師が診察を行ったが、傷が深そうなので、この町立病院では治療できないと判断。病院側は状況を鑑みて、妻の同意を元に警察に通報し、傷などの写真を撮影し、そこから車で30分ほど離れたすこし規模の大きい公立病院に夫婦を送った。

公立病院に着くと、すぐにCTを撮影。すると左胸腔血気胸（左胸腔に血が溜まり、左肺が潰れた状態）が判明した。夫は意識もはっきりとしており、看護師たちの会話に割って入って、「朝食は、まだ食べていない」と話すほどだった。

「その時の夫の状態を見れば、出血元は左の胸腔内であることは明らかだった」と清水は言う。

にもかかわらず、公立病院側は出血源が頸部（首）にあると判断し、緊急手術をする判断をした。夫はその時点でも意識状態は良く元気で、看護師と日常会話をしていた。

担当医師たちは、手術を始めると、鎖骨付近の小さな傷の周辺を何十センチも切り開き、出血している血管を探そうとした。この措置について、事件にかかわった医療関係者は、「もともと頸部周辺に出血の元はないわけだから、無駄なことをしていたのではないかと後に議論になった」と言う。

「解剖学の知識があれば、出血元は胸腔内であることは明らかです。なぜなら、もし首に出血源があるとすれば、それは動脈か静脈のどちらかの血管が原因ということになりますが、もし動脈からの出血なら、勢いよく血液が噴き出すので、最初の町立病院に行く前に死亡している。静脈の損傷が原因なら、最初の病院で待たされていた2時間ほどの間に、皮下出血で首や左の鎖骨周辺が盛り上がって腫れて、皮膚は紫色になって膨らんでくる。ところがそれはなかった。しかも、この時点で胸腔内から胸腔ドレナージによって血液を抜けば、死ぬようなこともなく、数日の治療で歩いて退院した可能性が極めて高かったと考えられます」

その判断ミス以上に致命的だったのは、手術のために行った人工呼吸だった。

夫は全身麻酔を行うため、人工呼吸管理で気管支にチューブを入れられ、酸素と麻酔薬のガスが強制的に肺に送り込まれた。だが肺の表面に傷のある状態で肺の中に空気やガスを注入したことで、空気もガスもすべて、血が溜まっている胸腔内に漏れ、胸腔内をどんどん圧迫していくことになった。そして心臓や静脈も圧迫されて動きが阻害された。その状態を医療用語では「緊張性気胸」と言うが、それが手術中に起きた可能性があり、脈拍や心拍数が見る見る落ちていった。

その様子を見た病院側は自分たちでは手に負えないと結論付け、胸部外科がある別の市立病院に搬送する手続きをとった。搬送先の病院は90㎞ほど離れており、搬送途中に夫の心臓は停止した。

捜査資料によれば、夫は、市立病院に到着時には心臓が停止してから30分以上経過して死亡していたが、病院で傷口のガーゼを外すと、心臓が動いていないにもかかわらず、３００mℓほどの血液が噴き出したという。左の胸腔内の圧力がいかに上昇していたのかがわかる。

作られた「殺人罪」

こうした経緯があったために、遺体は司法解剖に付されることになった。そして、旭川医大の清水が執刀した。

清水は解剖を始めると、遺体に残された異常に気がついた。治療が不適切だった可能性が清水の目には明らかだった。

例えば、遺体の左胸壁に胸腔ドレナージを挿入した痕跡は見当たらなかった。つまり、胸腔内から血液を抜く措置をした形跡が遺体にはなかった。

清水は医学部大学院在学中に学位論文の作成と並行して麻酔科研修を行っていたこともあって、麻酔科標榜医の資格を取得していた。麻酔科でも修練や経験を積んできたため、不適切な措置にすぐさま気がついた。

そして最初に搬送された町立病院の医師が撮影した受傷間もない小さな傷の写真から、遺体の手術痕など死亡するまでの経緯などを踏まえ、遺体が最後に残した死の真相を示す客観的事実を丁寧に拾いながら司法解剖を行った。

鑑定書に、夫には受けた傷に対して標準的治療を受けた痕跡が見あたらなかったこと、標準的医療がなされていれば死ななくて済んだ可能性があることを明記した。

だが、清水は鑑定書を見た検察側から「その記述は消すように」との指示を受ける。

検察の見立てでは、妻は口論になって刃物を持ち出し、上から刃物を振り下ろして首に刺したとなっていたからだ。首に向けて振り下ろしたために、そこには妻の殺意があったというロジックである。

だが司法解剖の所見では、傷は果物ナイフを上から振り下ろして首を刺してできたものではなかった。実際の傷ともマッチしないのである。創角（傷口）を見ると、刃物は体に向かって下から外側方向に刺さったことを物語っていた。

清水は、検察からの記述削除の要請を断固として拒否した。

一審で検察側は、病院側の主張する「出血性ショック」と「左肺血気胸」が死因だったと主張し、清水の法医解剖の鑑定を証拠として採用しなかった。司法解剖による医学的・専門的な死因調査を無視するという暴挙に出たのである。

検察側から、鑑定書の「不都合な部分」の記述を消すように言われた経緯からも、検察側がこの妻を殺人罪で有罪にしたかった意図が見え隠れする。

結局一審では、検察の主張通り、刃物を「上から振り下ろした」と旭川地裁が殺意を認定し、妻に殺人罪が適用された。検察は懲役13年を求刑したが、地裁は懲役9年を言い渡している。

この判決を受け、被疑者側は控訴。控訴審では弁護士も代わり、たまりかねた清水も法廷で証言することになった。当時の北海道新聞では、こう報じられている。

「男性の司法解剖を担当した旭川医大の清水恵子教授の証人尋問が行われ、清水教授は鑑定書に記載した死因について、一審旭川地裁の初公判前に旭川地検から削除を求められたことを明らかにした。

清水教授は22日の公判で、男性の死因は一審判決が認定した出血性ショックなどでなく、『搬送先の病院が適切な処置をしなかったことによる緊張性血気胸だった』と述べた。弁護側はこの証言を基に、男性にけがをさせたことと死亡の因果関係は証明されていないとし、殺人罪でなく傷害罪に止まり、執行猶予が相当と主張した」

記事は続く。

「証人尋問で弁護側証人として出廷した清水教授は、『男性は（病院で）輸血を受けており、（その後）出血性ショックになるはずがなかった』と指摘した。（中略）清水教授は、搬送先の病院で適切な処置が行われなかったことが直接の死因とする司法解剖の鑑定書を旭川地検に提出したが、地検は死因について記載の一部削除を求め、拒否したと述べた」

ここまで清水が強く自らの主張を貫いた背景には、彼女の人生観があったと考えていい。検察による恣意的な見立てを前に、被告となっていた妻に対する「捜査機関や司法、マスコミという公権力から『いじめ』」に近いものを感じていたのだろう。

司法解剖の鑑定は一審でも証拠として調べられるべきだったが、それが行われなかった。遺体から得られる事件の重要な手掛かりが聞き入れられず、遺体の「尊厳」が踏みにじられた格好になった。清水は、黙っているわけにいかなかった。

清水が「搬送先の病院が適切な治療をしていれば、助かった可能性があった」と証言した二審では、札幌高裁が、懲役9年とした一審・旭川地裁の判決を棄却。妻の殺意を認めずに、傷害致死罪を適応して2011年に懲役4年6カ月を言い渡した。ただ高裁は、治療にあたった「医師らの判断、措置が根本的に誤っているとは言えない」との発言も残している。

公判での清水の証言が報じられると、ネット上で批判が巻き起こった。

清水の裁判での言動について、「自分の専門の範囲を超えた無責任な発言であることは自明」といった意見が今もネット上に残されている。

清水に水を向けると、断言した。

「まったく気にしていません。私はインターネット世代ではないので、ネットは自分が見なければ、無いのと同じという感覚です。法医学は、とにかく、公平公正であるように努めなければいけません。被疑者でも被害者でも、それは関係ありません」

自分の証言が、死者の尊厳を守るのであればいい、と。そして笑いながらこう続けた。

「私が死んだ時に、これまで司法解剖してきた人たちから『お前、周りの意見聞いて、忖度して、死因変えたべ！』って怒られないようにしないと」

誤解ないように言うが、清水は、このケースのようにいつも警察や検察といがみ合っているわけではない。むしろ、日本の他の地域と比べると、北海道は死因究明で頑張っているほうだと、北海道警を評価している。

言うまでもなく、北海道は面積が広い。九州と四国を足したより広く、東北6県より広い。そのためにどうしても死体の搬送時間がかかるという問題がある。移動だけで200㎞を超えてしまうこともあるという。また冬は雪深いため、遺体を搬送する際に、車が動けなくなったりすることもある。警察官は、命がけで死因究明をしている。そんな苦労もよくわかっている。

「他のいろんな県警の様子を聞くと、北海道警察は非常に真面目に取り組んでいると思う。人口の割に犯罪数は多くないですし、警察網もきちんと張り巡らされているので、一つ一つのケースに、誠実に取り組んでいると思います」

少なくとも、死者の尊厳を真摯に守ろうとする法医学者がいるという点で、道民は恵まれているのかも知れない。

清水に聞いてみた。

「これまで心を揺さぶられた解剖はありましたか？」

「いえ、解剖の時は仕事モードなので、感情が動く余裕はありません。学生時代は、まだ素人だったし、自分に解剖の責任が無かったので、児童虐待死の解剖に感情を揺さぶられたこともあった。でも今は、どの案件も『ご遺体』です。ご冥福をお祈りするばかりです。人はいつか必ず死ぬので」

よく聞かれる質問なのか、予想通りの法医学者らしい答えだと感じたが、実は、先に触れた北海道紋別郡興部町で内縁の夫を刺してしまった女性の事件には、続きがある。

亡くなった内縁の夫には、女子高校生の連れ子がいた。裁判が終わったあと、清水は弁護士からの要請で、彼女の〝両親〟にいったい何が起きたのかを事件を担当した法医学者として彼女に説明することになった。家庭内で起きた、非常に複雑な事件だったことから、心のケアのつもりでもあった。

「この女子高校生から見れば、実の父親が被害者で、内縁ではあっても母親が加害者ということになった。そして私は、法医学に基づいて、二審で母親のほうを助けたことになったわけです。子どもの立場としては複雑な状況だったために、事件について説明するために、娘さんに会いに行ったのです」

その際、事件によって家庭が崩壊状態になってしまったことで、専門学校を目指していたこの女子高生は、勉強どころではなくなってしまったことがわかった。

「これまでも親に満足に育ててもらえなかったから、保育士になりたいんです」と、娘は言った。

事件に翻弄され、混乱している様子を目の当たりにした清水は、「それならば私が家庭教師をしますよ」と申し出て、「もう大丈夫です」と言うまで、勉強を見続けたという。

新たな薬物の問題

法医学者にはそれぞれに得意分野と研究領域がある。法医学者として清水が専門分野にしているのが、「薬物」である。

北海道大学薬学部から旭川医大の医学部に移った異色の経歴をもつ清水は、薬剤師の資格もあり、薬物研究にも興味を持っている。犯罪に使われる睡眠薬など医薬品の不正使用についての研究、例えば性犯罪につながる「デートレイプドラッグ」といった薬物についての研究が評価され、日本でも有数の専門家として、捜査機関からの協力依頼、メディアなどからは解説やコメントの依頼も受ける。

この分野は死者を対象にしているわけではない。医師、薬剤師という専門性を生かして、生きている人たちに薬物の危険性を訴えている。

デートレイプドラッグについては、今でこそ日本でも耳慣れた言葉になっているが、清水はまだその言葉が日本でもあまり知られていなかった頃から、この分野の研究を行ってきた第一人者だ。

実際に薬物を使った犯罪にはどんなものがあるのか。

例えば、数人の男性にナンパされた少女が、酎ハイに粉末状の睡眠導入剤を入れられて強姦されたケース。学校のクラブ顧問から、遠征先のホテルで睡眠導入剤入りのビタミン剤を飲まされて猥褻行為をされた生徒たち。美容師が自宅でカットをすると客を誘って睡眠導入剤入りの缶ビールを飲ませて強姦したといった例もある。清水は、こうしたケースで使われる薬物の証明をするための研究を行ってきた。

ここでもやはり清水の人生観が見え隠れする。デートレイプドラッグの特徴は、被害者の記憶が完全に抜け落ちたり、非常に曖昧になったりすること。だがまだデートレイプドラッグが広く認知されていない当時は、被害者の主張が嘘や思い違いであると指摘されて、人権が守られないケースも多かった。被害者になるのは女性が多く、被害の事情を聞き取るのは男性という場合も当時は当たり前だった。そうなると、女性の発言が信用できないと思われ、強姦事件などで被害者が泣き寝入りしてしまうパターンも少なくなかった。

このように「捜査機関や司法、マスコミという公権力から『いじめ』にあっている」ような状態が、女性の人権が守られない温床とならないよう、清水はデートレイプドラッグの現実を啓蒙するようになった。

しかも、こうしたドラッグが使われるのは何も暴行目的だけではない。

例えば、客から酒を勧められた寿司屋の大将が意識をなくしている間に金品が盗まれたというような事件も発生している。また警察庁が２０１１年に公表した「犯罪死の見逃し防止に資する死因究明制度の在り方について」という資料によれば、１９９８年から11年までに発覚した死亡ケースで、犯罪を見逃した件数は43件にも上るというのは第三章で指摘した。実はこの43件のうち、睡眠導入剤などを使ったケースは11件にも上っている。こうした薬物は、人を死に至らしめることにも繋がるために、非常に危険であり、その事実もまた周知されるべきである。

今後、性犯罪が絡む司法解剖案件が出て来れば、この分野の第一人者として解剖や鑑定などで清水の研究や見識が求められることになるだろう。

法医学者の姿勢に性差はない。清水は言う。

「以前は、捜査機関や医学部などは、男社会でしたから、働き辛かったのは事実です。当時は『働くなら女性は強くならなければ』と考えていました。しかし、社会の価値観が変わり、女性の社会進出に伴って、今はもう必要以上に頑張る必要はなくなりましたね」

法医学界は、他の学会に比較して女性教授の数が多い。ある県では、複数ある県内の大学法医学教室の教授はほとんど女性になりそうな勢いである。

なぜ今、女性の法医学者が増えているのだろうか。

清水に問うと、こんな答えが返ってきた。

「男性がやらないから、ですよ。隙間産業とでも言うのでしょうか。法医学は、医者としては人気がなく、なり手が少ないのです。競争が激しい世界で女性が残っていこうとすると大変だと思いますが、法医学はむしろ狙い目で、男の人もあまり好みません。女性で遺体を扱うのが嫌でなければ、コツコツやっていると報われます」
社会において、法医学者の存在は絶対不可欠である。そこに男性も女性もないのだ。

第六章　世界一の解剖数をこなす監察医

日本一多忙な監察医

２０１７年、神奈川県横浜市にある一軒家で、70歳代の男性が早朝にトイレの前で倒れて死亡しているのを家族が発見した。

動揺した家族は、とりあえず救急車に連絡。しばらくすると隊員らが到着したが、男性が既に事切れているのを確認した。家族は、救急隊員の指示に従って、遺体を病院に運ぶことはせず、警察に１１０番通報をすることになった。

それまで男性には、大きな持病もなく既往歴もなかったため、突然死だったと見られている。

警察はすぐに家に到着した。すると、遺族はそこで警察から、遺体は「警察の取り扱いになる」と説明された。病院外で死亡すると、その遺体は異状死体として扱われることになるからだ。

遺体はそのまま警察署に運ばれ、霊安室に一旦保管された。同行した遺族は、そこで警察から「解剖することになる」と一方的に告げられた。この時、おそらく署内では、県警本部から検視官が臨場し、遺体を目で見て検案して解剖することを決めたと考えられる。

横浜市では、日本で唯一、1人で解剖をどんどん引き受けてくれる監察医がいるため、事件性はなさそうだが、念のための解剖で調べておこうとなったのは想像に難くない。

遺体はその日、一旦葬儀社に搬送されて、翌日には解剖を行う監察医の元に送り込まれた。「横浜監察医務研究所」である。

研究所を運営する監察医は、法医学者の中では非常によく知られた人物だ。この男性医師は基本的には司法解剖は実施せず（大学などで行われるため）、公衆衛生目的で死因を究明するために解剖を依頼される監察医である。普通の法医学者では到底こなせないような数の解剖を、長年行なっている。

ある朝、私が取材を申し込むためにこの研究所を訪問すると、朝の6時前から、施設の駐車場や施設前の道路には、すでに何台もの葬儀車両や警察車両が監察医の到着を待ち構え、列をなしていた。するとそこに、この監察医が、車を運転しながら姿を見せた。

監察医が車を降りて足早に研究所の建物に入っていくと、葬儀関係者や警察が建物内に一斉になだれ込んでいった。

この監察医はいったい何者なのか。取材を重ねていくと、彼の存在が、日本の法医学界と死因究明制度に影響を及ぼし、死因究明制度の課題を浮き彫りにしていることが判明するのである。

毎年、警察庁刑事局捜査第一課は「都道府県別の死体取扱状況」という報告書をまとめている（73ページ参照）。2019年版を見ると、警察が取り扱った死体の総数、つまり病院外で死亡するいわゆる異状死体は、日本全国で16万7808体が報告されている。

警察が扱った異状死体の解剖総数を都道府県別に見ていくと、死因究明の地域格差が如実に見えてくる。監察医制度のある3地域（東京23区、大阪市、神戸市）では、監察医務院など人員の豊富な行政機関が公衆衛生を守る目的で解剖を実施していることから、解剖数は他の地域に比べて圧倒的に多い。2019年には、12人の監察医と52人の非常勤監察医を擁する監察医務院がある東京都（警視庁管轄）では、3710件の解剖が行われている。大阪は1305件、兵庫は1918件となっている。法医学者らに話を聞くと、何人もの解剖医とそれを助ける助手などがチームを組んでこなしているからこそ達成できる数字であると口を揃える。

しかし、である。

報告書の都道府県別の解剖数を見ていくと、その中にこの3都府県をはるかに超える解剖数を記録している県が存在する。

神奈川県だ。

解剖件数は、実に4318件にも上り、2位の東京をも大きく引き離して突出している。神奈川県は何年にもわたってトップを維持している。

しかも、大量の解剖数のほとんどをたった1人の解剖医が担当していることがわかっている。るのである。例えば私が入手できた神奈川県内の解剖担当数をまとめた最新の数字（201

7年）では、2017年に解剖数全国1位だった神奈川県の5345件のうち、4435件をこの監察医が1人で担当している。

その医師が運営しているのが、冒頭の「横浜監察医務研究所」なのである。

繰り返しになるが、異状死体が自宅などで発見された場合、警察が立ち会って遺体の様子を見て、犯罪性があるかどうかを判断する。そこで犯罪の可能性がある場合は、裁判所の令状を取って、主に大学の法医学教室で、法医学者の手によって司法解剖が行われる。既往歴がはっきりしているなど犯罪性がないと見られる場合は、警察と協力関係にある開業医などが役所に提出する死体検案書に死因を書いて終了だ。

また犯罪性はなさそうだが死因がはっきりしない場合や、遺体の身元がわからない場合などは、念のために警察署長の権限で遺族の承諾なしで行える調査法解剖（新法解剖）に回される。また犯罪性はないが、公衆衛生目的で死因を究明するために行われる解剖は行政解剖と呼ばれる。行政解剖では、監察医制度のある3地域では遺族の承諾は必要ないが、それ以外の地域では遺族の許可をとる必要がある（これを承諾解剖と呼ぶ）。ほとんどの県ではこの承諾解剖は行われておらず、統計を見てもゼロが並んでいる。

だが神奈川県では司法解剖も、調査法解剖も、承諾解剖もどれも数多く行っている。2019年を見ると、それぞれ、668件、771件、2879件の解剖数となっている。司法解剖のほとんどは神奈川県で法医学教室を抱える大学が担当しているが、特筆すべきは全国一を誇る承諾解剖の多さだ。

解剖代は誰が払う?

冒頭の自宅で死亡していた男性のケースは、承諾解剖という扱いになった。だからこそ、警察は遺族の承諾を取った。

結局、研究所で解剖された遺体は、翌日の夕方に葬儀社の車で帰宅した。そこで渡された死体検案書には、死因に「心筋梗塞」と書かれていた。遺体には、胸から腹にかけて解剖の形跡が残されていたという。

遺体を受け取った遺族は、その際に葬儀社から一方的に「解剖代を立て替えている」と告げられた。その額、8万8000円。遺族は言う。

「相場なんてわかりませんが、解剖理由も金額の説明もなかったので釈然としなかった。ただ葬儀社からは、日本ではどこでも同じように必要な経費だと言われた」

同じようなことが日本中で起きている——少なくとも私は寡聞にして知らない。

そもそも、日本では誰が死因究明の費用を負担しているのかをおさらいしておきたい。

事件性のある遺体を扱う司法解剖は警察の重要な証拠になるということから、解剖費などは警察庁が払うことになっている。また調査法解剖(新法解剖)も、警察署長の権限で行われることから警察が払う決まりだ。

一方で、東京23区、大阪市、神戸市にある監察医制度で行う、犯罪性はないが公衆衛生を目的として行われる行政解剖では、自治体がその費用を支払っている。

それ以外の地域の承諾解剖も、自治体の負担だ。実態は、ほとんど行われていないというのは先に述べた通りだが、その大きな理由は、行政側から予算がつかないためだ。解剖費が出ないのである。

ところが、神奈川では承諾解剖を行った費用を遺族に支払わせている。しかも冒頭の遺族がそうであったように、半ば強制的に、である。

実は横浜市には、2014年いっぱいまで、現在の東京23区や大阪市、神戸市と同じように監察医制度があった。しかも横浜市は当時から、行政が費用を負担するはずの監察医制度下にあっても、遺族から解剖費を回収してきたという日本でも珍しい地域だった。

監察医制度があるころから、横浜市では伝統的に解剖数は多かった。1954年から92年まで、横浜市立大学法医学教室の西丸與一教授などが中心となって数多くの法医解剖を担っていたこともある。西丸教授は、80年代に著作が『法医学教室の午後』というドラマになったこともあるほどの名物法医学者だった。

2000年代に入ると横浜の解剖率は減少傾向を辿るが、その後、解剖数はまた増加していった。背景には、例えば1997年に神奈川県で起きた解剖をめぐる警察の苦い経験がある。

同年7月、横浜市保土ケ谷区の交差点付近にジープが停車していた。ハザードランプをつけたままで、左の前輪がパンクしており、フロントガラスはひび割れている状態だった。通報を受けた保土ケ谷警察署の警官2名は、運転席にいた男性を確認するも、酔っ払って寝ているだけだろうと考え、車を道路脇に移動させただけで放置した。結局、男性はのちに病院に運ばれて死亡が確認された。

これは異状死体のケースだが、警察は解剖を行わなかった。だが死体検案書には「心筋梗塞」という死因が記載されていた。それだけではない。なぜか、解剖を行った旨が記載されていたのである。

だが遺族は、遺体に縫い痕など解剖を行なった形跡はなかったと主張した。そして警察が初動で男性を助けなかったとして「保護責任者遺棄致死」で、さらに解剖をしたと主張する監察医を「虚偽検案書作成」の罪で刑事告発した。

裁判では、そのケースを担当し、解剖をしたと主張したベテラン監察医が、実際は解剖をしていなかったにもかかわらず、臓器などを証拠として提出する驚きの展開になった。それは別人の臓器だったことが判明し、警察や法医学の信頼を貶《おとし》める事件として大きく取り上げられた。結局、遺族が民事訴訟まで行なって勝訴している。

関係者らと話をすると、神奈川の警察には変死体にからんで後に事件性が出てきたり、見逃しが起きた際に困らないよう、とりあえず解剖をしておくとする考えが根付いているという。そして、それに応えてくれる存在として、この研究所の監察医がいるということだった。

もちろん、死因究明のためにできるだけ解剖を行うという考え自体は法医学の世界でも歓迎されるべきものだ。だが、横浜の現状を見ると、ことはそう単純ではない。

横浜で14年に監察医制度が廃止になった後も、行政解剖/承諾解剖を引き受けたこの監察医は日常的にどんどん解剖を行なった。一方で警察は次々と遺体を研究所に送り込んだ。神奈川県のある警察官は私に、「送れば受け入れてくれるから、やっぱり重宝しているのです。文句も言わずやってくれる。解剖しないで後で何か発覚したら神奈川はまた叩かれますからね」と話す。

だが、解剖費はそれまで同様に遺族が請求された。監察医は、いわば横浜の死因究明制度にずっと存在してきた「伝統」を継承した人物なのだ。

ただ問題は、解剖費用を遺族に負担させるとなると、国や行政の予算などの制限はなく、とにかく解剖すればするほど解剖する側は稼ぎが増えることになる。解剖が商業的になってしまう可能性があるのだ。

「神奈川問題」

横浜市立大学法医学教室の西丸教授が以前、毎日新聞にコメントした言葉を借りれば、こういうことになる。

「遺族と医者が個人同士で金のやり取りをする『神奈川方式』では特定の医師が収入確保に走ることもあり得るし、第三者が金の流れを監視することもできない。行政が支払い、金の流れ、検査の割り振りを監視する制度に改めるべきだ」

しかし、まさに今日も葬儀などの死後の手続きの一部であるかのように、解剖費用が遺族から徴収されている。

法医学者の間では、遺族から解剖費を受け取って莫大な解剖数を報告している神奈川の状況は「神奈川問題」と呼ばれている。この問題について、ある法医学者はこう苦言を呈している。

「あの監察医がやっていることは『ご商売』なのです。日本の法医学の先生たちも、そう思っている人たちは多い。監察医制度のある3地域と、伝統的に自治体から比較的きちんと費用が出ている沖縄県を除くと、毎年の行政解剖の数がほとんどの地域でゼロに近いという事実は、遺族からお金を取るべきではないという意思の表れなのです」

法医学会幹部もこう述べる。

「学会の見解でも、行政の行う公衆衛生などのための解剖のはずなのに、遺族から解剖費を取るのはどう考えても間違っている」

研究所の中では何が行われているのだろうか。

研究所に遺体を運び、監察医が行う解剖の現場に立ち会ったことがある川崎市内の葬儀社社員は証言する。

「臓器や脳を次々と取り出して銀のボウルに入れる。それぞれの重さを測り終えると、臓器も脳も一緒にまとめてボウルから腹のなかに流し込んで、縫う。血まみれの遺体は水で流し、葬儀社の関係者が雑巾でそれを拭くのです」

さらに、葬儀社のスタッフが解剖そのものを手伝うケースすらあるという。

「クリニック内には解剖台が五つあり、いろいろな葬儀社の運んできた遺体が〝切られた〟状態で並んでいる。ある葬儀社の社員は、葬儀関係者が内臓を洗う手伝いをして、さらに解剖後に遺体を縫っているのを見たことがある」

解剖時間は、1体につきおよそ20分ほどだったという。大学の法医学教室では3～4時間かけていることから考えても、すさまじい速さである。

私は以前、雑誌の取材でこの解剖医に直接話を聞くべく、何度か取材を申し込んだ。ただ事務方から「先生は取材には応じないと思います」と言われていた。

何度か訪問するうちに、本人に直接声を掛けることができた。そのときは、両腕で大きなバツ印を作ってみせ、「取材には応じない」とだけ言い残して建物内に姿を消したのだった。だがそれから少し経ったある夕方、解剖医が自ら私に電話をかけてきた。そして早口に、自分の言い分を一気に吐き出した。

「これまで過去にもいろいろな出来事があって、過去には取材にも応じてきた。だがいつもこちらを批判するために、私が言ったことの一部分だけを切り取って使われてきた」

監察医が「いろいろな出来事」と言った際、過去のある事件が私の頭をよぎった。この監察医が深く関与した、あるセンセーショナルなケースだ。

１９８４年、横浜市で、難病で余命宣告をされていた妻を殺害したとして夫が逮捕された。その際に妻の司法解剖を担当したのが、当時、大学の法医学教室で助手をしていたこの監察医だった。夫は特発性拡張型心筋症を患っていた妻が朝起きたら死亡していたと主張したが、解剖を終えた監察医は死因を頸部圧迫による窒息死とし、他殺であると結論付けた。

そこから裁判は大変な展開を見せた。弁護側が、司法解剖の頸部圧迫という主張を真っ向から否定する著名な法医学者の鑑定を提出したのだ。担当したのは当時の千葉大学医学部法医学教室の木村康教授で、心筋症による突然死と見るのが妥当とした。

完全に対立する鑑定に、裁判所はさらなる鑑定を求めた。そこで東京大学医学部法医学教室の石山昱夫教授が鑑定を行うことになった。石山鑑定は、頸部圧迫による殺人と主張した。

裁判はここで終わらなかった。弁護側はさらに別の鑑定を、藤田学園保健衛生大学医学部法医学教室の内藤道興教授に依頼。そこで頸部圧迫の形跡はないと結論付けた。

結局、判決で夫は無罪となった。法医学者4人が登場して真っ向からぶつかり合ったこのセンセーショナルなケースはワイドショーなども取り上げ、大きな話題になった。その際に、監察医は取材攻勢に遭い、TVインタビューにも応じ、「私の鑑定には間違いはないと思っております。今でも100%」と、自分の行なった法医解剖の正当性を主張している。

当時の記憶を、電話の向こうの監察医は思い起こしていたに違いなかった。

そこで、私は取材の趣旨を改めて説明し、話を聞かせて欲しいと伝え、質問をした。

警察庁長官のお墨付き

「解剖医は1人しかいないのに、解剖数があまりにも多いとの指摘がありますね」

「そんなことはない。毎日朝7時から夕方まで、それなりのスタッフとともに効率よくこなせば、1日10体ぐらいならできる。私は開業以来、趣味のゴルフをやめ、365日、盆暮れもなく働いている。自分を犠牲にして死因究明にあたってきた」

「完全に素人である葬儀スタッフに手伝わせているという話があるが、それは事実なのですか?」

「遺体を解剖台に載せるなどの簡単な協力はしてもらっているが、それ以上のことはさせていない。研究所のスタッフには葬儀社から転職した者もいるので、それを勘違いしているのではないか。そもそも日本の法律には解剖補助の制限はないので、彼らの手を借りても問題はない」

さらに、遺族に解剖費用を請求していることについて、どう考えるのかと質した。そして、解剖費用の8万8000円は妥当なのかどうか。

「それだけの費用がかかるということ。私が施設に投じた費用は3億円。浄化装置も毎日フル稼働していてランニングコストもかかる。むしろ安い方だと思う」

そしてこう付け加えた。

「『私の解剖には警察庁長官のお墨付きがある』と、私が言っても、どうせ書かないでしょ。そういう経験があるから取材には答えないんですよ」

どういうことか。

「私のしていることは否定されるものではない。8年ほど前、当時の警察庁の刑事局長だった金高雅仁さんが私の研究所へ視察に訪れ、〝もっとこんな施設が増えればいい〟と賞賛してくれた。いわば、警察庁長官のお墨付きだ」

第三章でも触れたが、金高氏とは、２００９年から11年まで警察庁の刑事局長を務めたのち、２０１５年から16年８月まで警察庁長官を務めた警察官僚だ。この監察医のやっている解剖が、法医解剖を監督する日本の警察機構のトップから賞賛されたというのだから、監察医にとって自信となるのは当然だろう。取材に胸を張って答えるのも理解できる。

警察庁に確認すると、確かに２０１０年に「検案・解剖に関する視察先の一つ」として、この監察医の研究所を「訪れたことは承知しています」（警察庁広報室）との回答があった。監察医はさらに、「神奈川県議も関係者たちと見学に来て、数人は途中で気分が悪いと出て行ってしまったが、そこでも評価された。警察庁と神奈川議会のお墨付きがあるのです」とも述べている。

もっとも、他の関係者にこの「お墨付き」についての見解を聞くと、また違った側面が見えてくる。

調査法解剖（新法解剖）を新たに設置することになった、２０１３年施行の「警察等が取り扱う死体の死因又は身元の調査等に関する法律」（死因・身元調査法）の法制化議論に関わっていたある警察庁関係者が、監察医の言う「刑事局長による訪問」の内情を次のように話してくれた。

「13年施行の調査法解剖の法案作成に当たっては、刑事局長による横浜のあの施設への視察が、実は影響を与えているのです。当時の刑事局長は研究所に解剖を見学に行って、『こんなに安くて、こんなに短時間で解剖を終わらせることができるのか』と感心し、そこに注目したのです。警察庁としては、解剖費用は安い方がいいわけで、低いコストで解剖をやっていた点を評価してしまったのです」

死因・身元調査法の法案作成に向けた内閣の推進会議のメンバーだった千葉大学の岩瀬博太郎・法医学教授は言う。

「新法解剖ができてから、警察庁から12万円ほどの安い費用で解剖をお願いされるようになった。ただ警察からの依頼ということで、地域によってはその額で受けつけてしまっているところがある。そうなると、鑑定も検査も十分にできないし、当然ながら解剖の質と量の両面の格差で酷い状況にある」

新法解剖が、死因究明において、質の地域格差を生む原因になっているのだ。

別の法医学者も、やはり研究所で行われている解剖には眉をひそめる。

「監察医は、自分がこの地域ですごくいいことをしているんだと思っているのではないか。一方で警察は、胸だけ開けるとか一部分だけを見る解剖をしろということでしょう。そんなのは死因究明の解剖とは言えないです。12万円では、薬物検査もまともにできないのではないか」

とはいえ、こうした見方の一方で、この監察医の言い分には耳を傾けるべきところもある。法医学者らの多くが言うように、解剖の数を増やすことが死因究明には必要で、犯罪見逃しなどを防止することにも繋がるからだ。どんなお粗末なものであっても、遺体を開いたことで解剖しなかったら知り得なかった情報を得られるかもしれない。

日本の死因究明制度の問題点を法医学者など専門家らが議論する際によく言われるのが、日本の解剖率の低さだ。その低さゆえに、犯罪の見逃しなどが起きると指摘される。

第四章でも述べたように、現在、日本の都道府県の平均解剖率は11・5％である（東京都は17・2％）。日本では法医解剖医の数は150人ほどで、解剖医1人当たりの解剖数は年間約100体となる。その一方で、例えば世界でもっとも解剖率の高い地域の一つであるフィンランド（首都のヘルシンキ市）では、解剖率は実に78・2％で、解剖医1人当たり400体ほど解剖していることになる。

だが、現場の法医学者たちに言わせれば、解剖数を増やせばいいというものではない。

「あの施設で行われているのは身体を開けないよりはいいという消極性のみの解剖だ。同じ死因究明のための解剖をしているとは言われたくない」

こう厳しい口調で話すのは、同じ神奈川県で法医学に関わったことがある医師である。

「優秀な技官（助手）などが付いていると、解剖を手分けして大急ぎで30分くらいで終わることもある。しかしそれでは、まさに身体を開けるだけで、きちんと死因を調べる時間もない」

神奈川県には法医解剖ができる、いわゆる法医学教室を抱えた大学が基本的に五つある。横浜市立大学、北里大学、東海大学、聖マリアンナ医科大学、神奈川歯科大学だ。

同じ県下で「神奈川問題」（神奈川県内の法医学関係者らの間では「横浜問題」とも呼ばれている）と言われ批判されることもある死因究明の解剖が行われていることを、これら大学の法医学関係者らはどう見ているのだろうか。

私は各大学の関係者などにあちこち接触を試みたが、皆一様に口は重かった。先に触れた通り、警察との関係性もあるため公には話せないということだろう。

ただ取材拒否が続いたのち、絶対匿名を条件に医師の1人が話をしてくれることになった。

「今日これから来ることができるのなら、話をしてもいい」

医師は私からの取材依頼に相当思い悩んだという。ただ同じ地域で活動する者として「話をすることで、少しでもこの状況を改善できることができれば」という思いのみで、話をする決意をしたと語った。それほどの覚悟が必要だったことに、この医師が感じているしがらみの深さを感じた。

「われわれが担っている公衆衛生のための解剖に、遺族から費用を取るのはやっぱり違う。神奈川県の法医学者がすべてそう思っていると考えていい。みな基本的に、遺族から費用を取る承諾解剖は受けていないし、これからも受けないだろう」

この法医学関係者と件《くだん》の監察医を隔てるこの「距離感」が、「神奈川問題」のすべてを物語っている気がした。

私は2021年4月、再びこの監察医と電話で話をした。監察医は、こちらの質問に真摯に応じてくれた。以前話をした時とは違い、ずいぶんと穏やかな印象だった。

現状を聞いてみた。

「解剖はこれまでと変わらずやっていますよ。新型コロナもうちは施設が整っているから問題ないけど、警察が検査をしてコロナ陽性の場合はここにもってこないです。ただね、解剖をやりすぎだとか色々言われるから、最近は、解剖数をなるべく減らすようにしていますよ」

解剖率という意味では、神奈川のケースは極端な例だと言える。ただ現状では、どう考えても日本の解剖率が上がる気配はないし、その見込みもない。活路はどこにあるのか。一つ考えられるオプションは、ＣＴなどを使って遺体を撮影して死因を探るＡｉ（死亡時画像診断）だ。

次の章では、Ａｉの可能性について、ある法医学者の奮闘を見ていきたい。

第七章　「死後画像」先進県の現状

ＣＴによる死亡時画像診断

西日本で活動する、ある法医学者のところに県警の検視官から連絡が入った。

所轄内のアパートの一室で、32歳の男性が死亡しているのが発見されたのだという。ベッドの中で発見された遺体の腕にはいくつもの浅く見える切り傷が確認でき、ベッドは血だらけになっていた。自傷した可能性があり、自殺がまず疑われた。体には左胸に広がったタトゥも確認できる。警察の記録で薬物の使用歴があったことから、急性中毒死の可能性も考えられた。

検視官はそのまま死因を決めず、ひとまずＣＴ（コンピュータ断層撮影）による死亡時の画像診断を依頼することにした。

すると、画像では、左の胸腔内が真っ黒になっているのがわかった。つまり、左胸の肋骨の内側にある肺が潰れている可能性が高かった。自殺または急性中毒死ではない可能性が出てきた。

その後、遺体は司法解剖にまわされることになった。解剖をしてみると、左胸の内側に小さな傷のようなものが発見された。そこで再び体表の胸のあたりをよく調べてみると、点のような刺傷が見つかった。アイスピックのようなもので刺された傷だった。CTをしていなかったら、肋骨の内側の状態が見逃された可能性もあり、CTが死因究明に一役買ったということになる。

近年、法医学の現場には画像診断が導入され、特に世界各地でかなり重宝されている。日本でも各都道府県に、少なくとも1台は死体を撮影できるCTが存在していると言われる(もっとも、どれほど使われているのかは未知数だが)。

この死亡時画像診断は、オートプシー・イメージング(Ai)とも呼ばれている。

日本でいま、死亡時画像診断をどこよりも積極的に行っている県がある。茨城県だ。

茨城県では現在、各警察署が、遺体を持ち込んでCTを撮影できる施設を少なくとも1カ所は確保することになっている。ただ小さな警察署の場合は例外的に隣の所轄で撮影する。他の都道府県で、こういう形で警察が死亡時画像診断に力を入れているところはない。

2019年、茨城県では4420体の異状死体が報告されている。そのうちの半分ほどは、CTによる死亡時画像診断を行なっているという。解剖率はたったの6%だが、解剖はせずとも念のために死亡時画像診断は実施しているのである。

もちろん画像診断は万能ではないが、茨城県のようなやり方は、日本の死因究明の現実に即した選択肢の一つだと言えるかもしれない。

茨城県で死亡時画像診断を率いる存在となっているのが、つくば市にある筑波剖検センターだ。筑波メディカルセンター病院に隣接する剖検センターは、法医学者が率いている。センター長である早川秀幸だ。

実は茨城県で画像診断検査が広がった背景には、早川の存在もある。

茨城県の警察関係者は言う。

「早川先生は警察での講習会などでも、以前からずっと、茨城県の状況をみると解剖率を増加させるのは厳しいと繰り返し主張していた。その代わりに、死後ＣＴの撮影率をあげる方向を目指すべきであると言うのです。警察学校で講義を行った際も、その話をしていたのを覚えている。特に日本は世界で最もＣＴの機械の数が多い。それが浸透してきて、環境が変わってきたと言っていい」

48歳の早川が剖検センター長になって15年が経つ。その間、死因究明を行うにあたって現実的で効率的な方法を考え続けた末にＡｉに行き着いたのだった。

すらっと細身で物静かな印象ながら、時に率直な物言いをする早川はこう説明する。

「日本中の解剖医の数をみると、例えば解剖率を近い将来に倍にするのは不可能です。短期間で解剖率を上げるのは無理なのです。だから当面取れる最良の方法として画像診断を取り入れるよう主張し続けてきたのです」

そもそも早川が死後ＣＴの可能性に気付かされたのは、医学部の大学院を修了して臨床医をしながら法医学を学んでいたころに遡る。早川は２００３年から、神奈川県にある聖マリアンナ医科大学の法医学教室に3年ほど在籍し、救急医療も担当していた。同大学では、その頃から他に先がけて救急などで亡くなった死体をＣＴ撮影するということをしていた。というのも、海外ではそういう取り組みが活発に行われていたからだ。

歴史を振り返ると、もともと１８９５年にＸ線が発見されてからすぐに、遺体を撮影する試みは行われるようになった。エジプトのミイラの頭の中を見るのに使われていたという記録があるくらいだ。

その後の70年代に輪切りの画像を撮影できるＣＴが開発され、80年代にはＣＴが世界中で広く使われるようになった。それに伴って、遺体にもＣＴが使われるようになり、日本でも死因究明の現場で徐々に存在感を増すようになった。

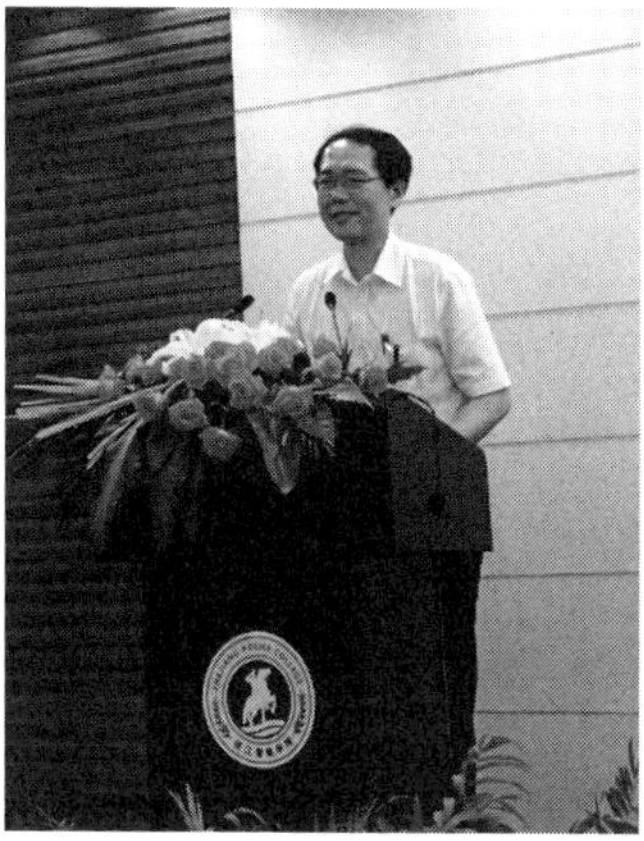
早川秀幸

聖マリアンナ医科大学で死後ＣＴが使われるようになったのと同じ頃、自身も医師である作家の海堂尊が２００６年にＡｉを取り上げた小説『チーム・バチスタの栄光』（宝島社）を出版。作品内で死因究明に死体のＭＲＩ画像が使われるなど話題になった。さらにＡｉ学会も作られ、メンバーとなった海堂はそれからも度々、死後ＣＴについて取り上げて、そのコンセプトなどを広く世に知らせてきた。さらに、千葉大学医学部附属病院に「臨床オートプシー・イメージングセンター」が全国で初めて設立された。２００７年のことである。日本における死後ＣＴが動き始めた時期で、その黎明期にいた早川はその将来性を強く感じていた。

Ａｉ学会による死亡時画像診断の定義はこうだ。

「Ａｉ（オートプシー・イメージング＝死亡時画像診断）とは、ＣＴやＭＲＩ等の画像診断装置を用いて遺体を検査し、死因究明等に役立てる検査手法であり、死因情報について遺族や社会の『知る権利』を具現化するために必要不可欠なものである。またＡｉ情報は、遺族や社会の知る権利を満たし、死因情報開示に対する社会的要請に応えるため、原則として遺族や社会に開示されるべきである。

Ａｉは、死因究明だけでなく、小児医療の向上、児童虐待の防止、在宅医療等高齢者医療の向上、犯罪の見逃し防止、被災者の身元確認など様々な社会的課題への対応にも有効な方策としてその実施が求められており、本ガイドラインにおいて、Ａｉを実施すべき対象（目安）を定めることにより、これらの課題の克服が一層推進されることを期待する」

そして当時、筑波剖検センターのポジションに空きができたと知った早川は、迷わず応募したのだった。２００６年のことだった。

「生きている人」への限界

早川はそもそも、どうして法医学の道に進んだのだろうか。

早川の父は開業医で、早川に医学部以外に進学する選択肢はなかった。とはいえ、子ども時代、実は違った世界に憧れていた。

「小説でも、警察とか法律とか、そういうのが好きでしたね。きっかけは特にないと思いますが、実際の事件に絡んで調べるような、一つのことをいろいろと突き詰めて考えていくのが好きだったのです」

それでも、親の期待通り、医学部に入った早川は首席で卒業している。

大学卒業後は、2年間、研修医として緊急医療の世界に飛び込んだ。

「医師として、緊急医療にはやりがいを感じていました。その日、どんな患者さんが運ばれてくるかわからない。何が起きるかわからない。そんな緊張感の中で、それに対応していくのがやりがいになっていました。臨床に進んで最初から救急を選んだのは、そういう感覚があったからです。治療中に予期せぬ何かが発生した時に、どう解決していこうか、と。少ない情報から治療をしていくのは大変ですが、醍醐味でもある」

忙しい日々を過ごしながらも、早川の中では、法医学という分野への興味も消えていなかった。そのきっかけは、大学で受けた講義だったという。

「いろいろと医学部で講義を聞いたなかで、やっぱり一番自分の性に合う、真実を緻密に突き詰めていく過程があって、やりがいがありそうだと思ったのです。それが忘れられなかった」

と、早川は笑う。

しかも、緊急医療にやりがいを感じていたが、時に限界を感じることもあった。

「保険診療というのを意識しないといけなかったのです。緊急の患者さんでちょっと気になることがあってさらに調べようとしても、保険の壁が立ちはだかり、適用外だから諦めるしかないということもあるのです。また、患者さんにメスを入れるなど『傷をつける』のはなるべく避けなければいけない。つまり『侵襲《しんしゅう》を少なくする』という考えですね。それも意識する必要があります。現場では、これやればわかると思うけど、できないよね、というものが結構あったりするのです。相手が生きてる人だからそこは簡単ではないのです」

その点、法医学なら徹底的に突き詰めることができる——。そう考えていた。しかも死体も検案するまで本当の死因はわからない。だがきちんと調べていけば、死者の声が聞こえるのである。

そして大学で研究を続けるかたわら、東京都監察医務院で監察医も務め、そこから筑波剖検センターに入所したのだった。

もう一つ、早川には剖検センターを選んだ理由がある。実はある大学の法医学教室に教授の空きがあるから応募しないかと誘われたこともあるが、応募はしなかった。大学では研究もしなければいけないからだ。

「研究にあまり興味がなかったのです。動物実験なども好きではない。そもそも大学卒業後にすんなりと法医学教室に行かなかった理由の一つがそれで、臨床であればいろいろと選択肢がある。臨床医なら、一般の病院や診療所で臨床に専念することもできるし、大学に所属して臨床と研究をやることもできる。しかし、法医学は基本的に大学に属するしかないのです。日本中を探しても、就職できるポストは少ないし、大学に属することなくひたすら実務だけを行えるという施設があまりにも少ない。だからこそ法医学に進みたい若者が少ないということもあるのかもしれません。大学に入れば、研究で成果を出さなければならないですから」

早川は、臨床に進むとしても、小さなところで働きたいという理想を持っていた。大学からは離れて診療所クラスの施設が好みにあっていると自覚していた。

「ここ剖検センターは、地域に根ざして医療に専念している病院だと思っています。死因調査の実務機関という位置付けです。私が理想としていた、法医の実務機関。ここが空いていなかったら、法医学はもうとっくに辞めていたかもしれない」

剖検センターにはあまり司法解剖の依頼はこない。事件性のない異状死体を扱い、送られてきた遺体をCTで撮影し、その画像を見て、必要ならば承諾解剖または調査法解剖（新法解剖）を行う。センターにはもちろん解剖室もあって、早川が執刀している。

もっとも、就任してからしばらくは、死後CTを撮影するのも大変だったと早川は述懐する。

「ご遺体用のCTが入ったのは3年ほど前のことなのです。それまでは診療時間後に静かに人目につかないようCT室に遺体を運び込んで、衛生的に問題ないように納体袋できちんと対策を取りながら、死後CTを撮影していました」

遺体専用CTが導入された今では心置きなく撮影ができるようになった。現在、剖検センターでは、年間３００〜４００件くらいの死後ＣＴを撮影している。それに加え、他所から持ち込まれる画像もあり、早川は年間４５０件くらい読影している。

この死後ＣＴは、死因究明の現場で、解剖にとって代わることができるのだろうか。

実は、ＣＴは全能ではない。解剖によって死因を特定できる割合は７割とも言われているが、死後ＣＴではその割合は３割ほどになると見られている。例えば、ＣＴでは脳梗塞や心疾患、頸椎の損傷などを見つけられないという限界がある。

また、基本的に形に残らないものは把握できない。代表的なのは不整脈、てんかんや、薬物中毒などで、胃の中に薬物が大量に残っているような場合は疑うことも可能だというが、吸収されてしまえば、もうわからない。またガスなどの吸引もわからない。その場合は血液で調べるなどする。その上で、必要であれば解剖を実施する。

くも膜下出血や脳出血、大動脈解離、大動脈瘤破裂などの出血がからんだ死や骨折などもわからないことが多い。

厚生労働省も、「体表（外表）からの情報だけでは死因が判然としない死体について、死亡時画像を撮影し活用することは有用である」とするが、「死亡時画像診断は解剖の代替ではなく、体液検査（薬毒物検査、生化学分析等）と同様、死因究明に向けた検査手法の一つとして、体液分析や解剖等と組み合わせることにより、総合的な死因究明の精度を高めていくことが重要である」とまとめている。

さらに早川は、こんな問題もあると指摘する。

「CTを撮影しても、法医学の観点で読影できるかどうかの問題がつきまといます。死後画像を見慣れていない先生では、死後CTを見てもよくわからないこともあるのです。実は、読影をきちんとできる人も多くなく、死後CTを果たしてどれくらいしっかり診断できているのかは保証の限りではない。例えば、死後に起きる変化（死後変化）を異状と誤診する先生もいました。正直な先生は、読影できないと言ってくれるので対処のしようがありますが、無理に読影して間違っていたというのが一番怖いのです」

それゆえに、早川のセンターでは、まず早川が読影し、念のために、専門であるスペシャリストの医師にも遠隔読影を依頼している。みな忙しいために毎日は難しいが、1～2週間に一度はまとめてダブルチェックもしてもらうことにしているという。

もっとも、これは解剖も同じである。だれかがCTや解剖そのものをフィードバックするシステムを作れば、誤診は起きない。それには、かなりの人材の層が必要になるが、さもないと、間違った死因がそのまま事実になっていってしまうこともあるのだ。

死因と保険

早川のセンターでの日常はこうだ。

検案の依頼が県警の検視官からもたらされ、日程が決まる。

検案の当日は、所轄の警官が遺体を運んでくる。そして人目につかないよう遺体を解剖室に搬入し、そこでCT撮影を行う。その場ですぐに読影を行って、死因を伝える。すぐにわかる場合はいいが、そうでない時は、警察に「死因はわからない」とはっきりと伝えて、その後どうするのか判断を委ねる。

警察が遺族に相談し、承諾が取れれば、遺族の意向により解剖することもある。剖検センターで解剖を執刀するのはもちろん早川だ。もし遺族が解剖を拒否するなら、検案書に「～の疑い」または「死因不詳」と記載することになる。解剖をしようがしまいが、CT画像は見逃しを防ぐ意味で院外の読影専門家に送る。

早川が任される解剖は、主に承諾解剖と調査法解剖（新法解剖）であり、後者の場合は本来であれば遺族の承諾は必要ない。だが日本人は解剖を望まない人も多く、どうしても解剖の承諾が取れない場合はCTのみの検案ということになる。そこには、日本では昔から、死骸を切るといった行為は良しとされてこなかったという背景がある。

ただ、死後CTでは解剖でわかりにくい病変を発見できることもある。例えば、早川にもこんな経験がある。

ある日、腐乱死体となった遺体が運ばれてきた。皮膚も腐って変色しているので、外表上は何もわからなかった。本来なら、自宅で亡くなっていたというケースの検案ならば、首の後ろから針を刺して脳脊髄液を採取して、そこに血が混じっていれば脳内出血と判断することもある。それでも何もなかったら、急死であれば心臓発作と推測することが多い。腐乱死体なら何もできないことも少なくないが――。

「たまたまそのご遺体をCTで撮影してみたら、脳内に出血があることがしっかり見えたのです。その事例では、念のために解剖も行ったが、頭を開けてみたら、脳がドロドロと崩れてきてしまい、出血の部位も量もはっきりしない状態でした。ＣＴでなければ死因がはっきりとわからなかったのです」

死後ＣＴの真骨頂といったところか。

一方で、死後ＣＴを行なっていることで見えてくる課題もある。

「最近担当したケースですが、遺体が運ばれてくる前に情報が来ていて、被害者は道路で寝ているところを自動車で轢かれ、病院で治療したけどダメだった。そこからの情報では、肋骨はバキバキに折れていて、肺も損傷しているようだという話が伝わってきていた。ＣＴを撮ってみたら、肺は綺麗なんです。肺表面は多少傷ついているのですが、肺の中に出血も何もない。心臓はぺちゃんとなっているので大量出血したんだろうと思ったがそれはＣＴではわからなかった。ただ病院で右胸の脇の下の側面を切った跡があるので、管を入れて血を抜いているはずなのですが、どのくらいの量を抜いたのかがわからない。それで病院にどのくらいの血を取ったのかを確認してもらったのですが、カルテにも書いていないのです。肋骨もどのタイミングで折れたのかもわからない。車で轢かれた際なのか、心臓マッサージの際なのか（筆者注：心臓マッサージでは肋骨が折れることが多い）。そういうことは非常に多い。この例に限らず、治療行為でどんなことが行われたのかがわからなかったりすると死因究明をするのに非常に困りますが、情報開示してくれない医療機関も少なくありません。そこには個人情報保護というハードルも出てくる。だからその辺りの情報共有も、死因究明制度には必要だと思うようになった」

また検視をする警察は、「犯罪性があるか」というフィルターで死体を見ている。だが基本的に承諾解剖や死体検案のみを行なっている剖検センターのような施設では、事件性は関係ない。早川曰く、警察が重要視して集めている情報と、早川が必要な情報には温度差ができてしまっているという。

さらに厄介なのが、こうしたケースでは後々、保険金の請求で問題になってくることがあるということだ。

車で轢かれたという先のケースでは、病気の発作で倒れて、その後ではねられたのなら、病死ということになる。元気だったのに、酔っ払ったりして倒れたりしていたのなら、それは事故という扱いになる。そうすると傷害保険などに入っていれば、保険金が下りるかどうかが変わってくる。また轢いた側の処罰も変わってくる。責任重大である。

私が以前にある地域で立ち会った解剖にこんなケースがあった。

冬のある日、入院中の若い男性が病室で口にティッシュペーパーをくわえた状態で死亡しているのが発見された。医師が発見後すぐに調べてみると、口の中には喉を塞ぐように大量のティッシュペーパーが詰まっており、それによって窒息したのだと判断した。

人の出入りなどの状況から事件性はなさそうとのことで、医師は自殺の可能性が高いと判断。遺体は遺族に引き渡され、葬儀の準備も進められていた。

しかし、その状況に納得がいかなかった遺族が警察に通報。何者かが口にティッシュを詰めて殺害した可能性を疑ったのである。警察は念のために、司法解剖を行うことにした。

執刀医の法医学者が身体を開け、内臓を取り出していく。喉を開いてみると執刀医から「あるある!」という声が上がった。喉の奥深くまでティッシュが詰まっているのが確認できた。コロコロといくつもの白いティッシュの塊が摘出され、口からティッシュがなんらかの形で奥まで入ったことがわかった。

死因は窒息死で間違いないと結論づけられた。立ち会った警察の検視官も、自殺ではないかもしれないと慌ただしくなった。

ところが、解剖を続けると、別の事実が判明した。

執刀医は、慎重に胃袋を切り開き、内容物を取り出す。水分を含んだ黒ずんだ大きな血の塊のような内容物である。その内容物が何なのかを裏ごし器を使って水で流しながらゆっくりと確認していく。すると執刀医からまた声が上がった。

「これはティッシュですね。かなりの量の」

つまり、精神疾患のあった男性がティッシュを食べ物だと思って食べて、それが最終的に喉に詰まって窒息したのだとわかった。

自殺ではなく、不慮の外因死だと処理される可能性が出てきた。

このケースでは、何者かが口にティッシュを詰めて殺害した疑いも考えられなくもなかった。遺族に引き渡す前にまず負担の少ないCTで撮影していれば、喉の奥にいくつもあった異物は映った可能性があった。そうなれば、自分で押し込めないから自殺ではないかもしれないという判断がなされた可能性が高い。

そして解剖をしてみれば、胃の内容物まで調べ、「ティッシュを食した」ことも判明する。CTでは胃の内容物はわからない。死因究明という意味では、その差は致命的である。

また、人がどう死んだかは、保険金などの支払いにも影響を及ぼす。自殺と事故でも支払いが変わってくるからだ。死因の間違いを生まないようCTなども駆使していくべきだろう。


死後CTは海外でどんなふうに使われているのだろうか。

参考になるのは、例えば、第四章でも触れた、オーストラリアのビクトリア州法医学研究所だろう。

年間3500～4000体ほど運び込まれる遺体はまず、全てCTで撮影する。そしてCT撮影された全遺体のうち2500体以上を解剖しているという。研究所では、運ばれて究明された死因の全データが瞬時に手に入る仕組みができている。

つまり生きた患者のカルテのように、死んだ人たちの永遠に残る「カルテ」をここで作成しているという感覚だ。

以前、研究所を取材した際に、関係者からこんな話を聞いた。

「こんなケースもあったよ。ベッドで穏やかに横たわって死んでいたおばあさんがいたんだけど、実際に死後CTを撮ったら、肋骨があちこち折れていた。家族が上から踏んづけたことが判明したんです。以前なら気付かれなかったでしょうね。そんな事例はいくらでもある」

こういうケースは日本でも起きている。

2013年に埼玉県で発覚した事件はその一例だ。特別養護老人ホームで1週間に3人の年配女性が次々と死亡するケースがあった。78歳の2人が立て続けに死亡し、そのあと、95歳の女性が亡くなった。死亡当時、死因はそれぞれ、解剖をされることなく「急性心筋梗塞」「脳梗塞」「胸部大動脈瘤破裂」で病死とされていたが、続けて死者が出たことを不審に思った施設が自治体の福祉部介護保険課に報告。そこから捜査が行われた。

その時点で3人の遺体はすでに火葬されていたが、3人目の被害者は容態の急変時にCTが撮影されていた。それを後に確認したところ、複数の肋骨骨折と出血が判明。そして捜査の結果、その施設に勤めていた元職員が傷害致死罪で逮捕・有罪になった（3人目以外の死亡や虐待の容疑は不起訴または立件されていない）。

老婆は殴られたことで死に至ったのである。CT画像がなければ立件できなかった可能性のあるケースだ。

かなり慎重な判断が求められるストレスフルな現場のように感じるが、早川は仕事の疲れをどう癒しているのだろうか。そう水を向けると、早川の意外な一面が見えた。

「趣味は登山です。なかなか忙しく行けていませんが……。剱岳や、槍ヶ岳とか。足を踏み外したら滑ってしまいかねないようなところに行くのが好きなのです。緊張感のあるところに行くと爽快感がある。あえてスリルがあるところを探しています」

穏やかな早川のイメージとは正反対で、山の話をし始めると表情が変わったのがわかった。そのギャップにこちらが驚きを見せると、早川は笑って続けた。

「実はキリマンジャロにも登ったことがありますよ。ちょっとまとまった休みができると、1人で海外へ山登りに行くのです。1人で行くのが面白いのです。キリマンジャロは2019年の年末でした。最近は休みがなくて行けていないのですが」

目の前に白衣姿でいる早川がアフリカ大陸最高峰の山に登る姿はまったく想像できないが、実はその前にはモンブランにも挑戦したことがあるという。そんな早川の話を聞いていると、見えない先にある何かを追い求めたいという、子ども時代からの彼の性分がそこに現れているのだと気がついた。

裁判員裁判での大事な役割

早川は、法医学者として現在の日本の状況をどう見ているのか。

「死因診断をする場合には現場の状況などの情報も必要になってくるのですが、でもその状況は自分で調べられない。現場に立ち会った警察の担当が教えてくれるだけです。私たちは、その情報がすべて本当に正しいという保証はないのだということを気にとめておく必要があると思っています。そうしないと、警察や検察側の立場からモノを見ていることになってしまい、中立な立場の法医の医者がいる理由、警察から独立したところにいる理由がなくなってしまいますので」

日本のように国民の権利や自由が保障された民主主義の国であっても、法執行機関や司法機関に対しても、国民に寄り添った、暴走しがちな権力を客観的にたしなめる存在が必要だ。日本国民の生命や社会生活に直接関わりのある死因究明制度には、事実を主張できる法医学者の存在は絶対不可欠である。

ＣＴは意外な使い道がある。

現在、日本では裁判員裁判で、一般人が事件などに巻き込まれた人の遺体写真や解剖写真に触れなければいけない状況もある。実際の写真はかなり刺激が強いため、イラストなどが用いられる場合がある。だがそれも、ＣＴ画像を使うことで、より正確に解剖結果などを裁判員に理解してもらうこともできる。

以前、ある法医学者がこんな話をしてくれた。

「裁判の最中に、内臓の様子をイラストで描いてくれと言われて応じたことがある。でも私は絵が下手すぎてね。ミスリードどころか、完全に間違った印象を与えたんじゃないかと、ひどく後悔したことがある」

陪審員（裁判員）制度のあるオーストラリアの例でも、やはり血液や臓器などに一般の陪審員が「うわ、なんてひどい」と感情的に反応してしまう傾向があり、判決にもその感情が作用する可能性がある。ビクトリア州法医学研究所の副所長であるディビッド・ランソンも「裁判官は、陪審員に先入観を抱かせるリスクが、情報そのものよりも大きくなってしまうのを危惧して、解剖写真を証拠にしないことが多い」と指摘する。

ランソンは将来的には、ＣＴとＭＲＩなどが当たり前に使われるようになれば、死後画像による死因究明は飛躍的に進化し、裁判にも生かせると見ている。

その意見には早川も同意する。死後画像と解剖の情報を組み合わせるだけで、実際の解剖写真の代替資料になり得るという考えだ。すぐにでも導入を検討すべきだろう。

早川の目下の悩みは、死後ＣＴの技術的な課題をどう克服するかだという。

「技術的に言えば、ＣＴの課題の一つは、血管の中の様子が見えないこと。造影剤を体の中に入れて血管の中の様子を見るようにすればそれも克服できる可能性があるのですが、まだそんなにメジャーになっていません。それが一般化してくれれば、ＣＴのみでの死因究明の診断がよりできるようになるかもしれません」

基本的にはＣＴのみで死因究明を済ませ、どうしてもわからない場合は解剖する。そんな方法が当たり前になるかもしれない。その道筋は早川には見えているようだが、平坦ではない。

「生きている人なら、造影剤は血管に入れると全身に回っていきますが、死んだ人の場合はそれが入っていかない。それが難しい。新しいご遺体なら、血管の中に入れて、心臓マッサージをやればいいということがあります。しかし、時間がたったご遺体だと、太い血管の動脈と静脈に管を入れて、造影剤を無理矢理注入しなければいけないのです。なかなか大掛かりになるので、気軽にはできない。頭を悩ませています」

さらにＭＲＩなどテクノロジーを追加していけば、死因究明の方法も様変わりするだろう。私たちの計り知れないところで、法医学者たちの戦いは続いているのである。

日本では高齢化が進むことで、孤独死が増えていくことになる。死後に時間が経過した遺体が発見されるケースも増えていく可能性がある。そんなときには、死後ＣＴなども有効になるだろう。

次章では、孤独死と死因究明について考察していく。

第八章　孤独死の凄絶な現場

ゴミ屋敷の中で

東京都大田区にそのアパートはあった。

数年前のその日、私は数日前に腐乱死体で発見された男性の自宅の清掃に向かっていた。孤独死が発生した後に遺体発見場所となった部屋を掃除したり遺品整理をする業者に密着取材をするためだった。当時、そうした業者がメディアでもよく取り上げられるようになっていた。

アパートに着くと、すぐ前の道路脇に作業を担当する3人の男性がいた。作業員が勢揃いしたところで、全員が白い防護服を着用、それぞれが独自で持ってきた高性能防塵マスクを用意する。

マスクは普通のサージカルマスクなどとは違って、防毒マスクのようなものである。私もこの取材のために防毒マスクを購入していた。

朝の9時。「では始めますか」とリーダー格の男性が言った。

そのアパートは2階建てで、それぞれの階に4部屋ずつあった。現場の部屋は、階段を上がって二つ目の部屋である。

ドアの前にはこんな張り紙がしてあった。

「お友達が心配してアパートに訪ねてきました。不動産屋さんと連絡して話をしてもらいました。家にもどったら申し訳ありませんが、不動産屋さんに連絡してください」

すぐ近くに住むアパート所有者である人物の名前が最後に記されていた。連絡が取れなくなった住民の身を案じて友人が訪ねてきたが、アパートの管理は不動産屋に任せているため、そちらに連絡をするよう手書きでメモを残していたのだった。

作業員はその張り紙には目もくれず、ドアを開けて入っていく。

部屋の中は、いわゆるゴミ屋敷。私はほかの孤独死の現場もいくつか取材しているが、ここと同じように、物が山積みになっているだけでなく、ゴミ袋に入ったままのゴミもたくさん放置されている部屋が多い。遺族や不動産屋が手を付けることができないから業者に依頼がくるのだ。

部屋に入ると、鼻をつく独特の悪臭がマスクを突き抜けてくる。人間の腐敗臭だ。

依頼者である不動産屋によると、部屋に住んでいたのは60代の男性。わかっているところでは、職を転々としながら、休みにはバイクで日本を放浪していたという。このアパートには10年近く住んでおり、6年ほど前に不動産屋が家賃の支払いの遅延で訪問した際、すでに、部屋の中がゴミだらけになっていることに気が付いたという。

玄関を入ると、すぐに4畳半のダイニングがあり、右側にはトイレと風呂があった。奥にはまた4畳半の居間があるのだが、ゴミだらけで足の踏み場もない。中に入っていくのもひと苦労だった。

住民男性は、奥の部屋で壁にもたれ座るような形で亡くなっているのが発見された。腐敗していたため、すぐに警察が呼ばれた。遺体は解剖され、死因は熱中症だったことが判明したのだという。

その後聞いた話では、部屋の腐敗臭を消すために、遺品整理業者が独自に開発した液体を繰り返しふりかけて対処したというが、それも大変な作業だったらしい。遺族に返せる品物は引き渡し、それ以外はほとんどを回収業者が処分した。

孤独死というものは昔から存在する。

1人で生活をしていて死亡する人はいつの時代にも、どこの世界にもいる。日本の新聞でも明治時代の1884年10月11日付の読売新聞の朝刊社会面には、「丁稚・手代を次々解雇、女房を雇い女代わりに使ったケチ男が孤独死」と孤独に死んだ男の記事も存在している。

1886年10月14日の読売新聞の記事では、一人暮らしの飯屋の主人がコレラにかかり、看取る者もなく吐瀉死したと報じている。警察にそれを届ける者もいなかったとし、発見後は、周囲を消毒して対処したと書かれている。

近年では、孤独死の数はかなり増えつつあるようだ。

現在、孤独死についての全国的な統計はない。だが調べている自治体はある。例えば東京23区では、2016年に孤独死した人の数は3179人。1日に10人近くが孤独死していることになる。

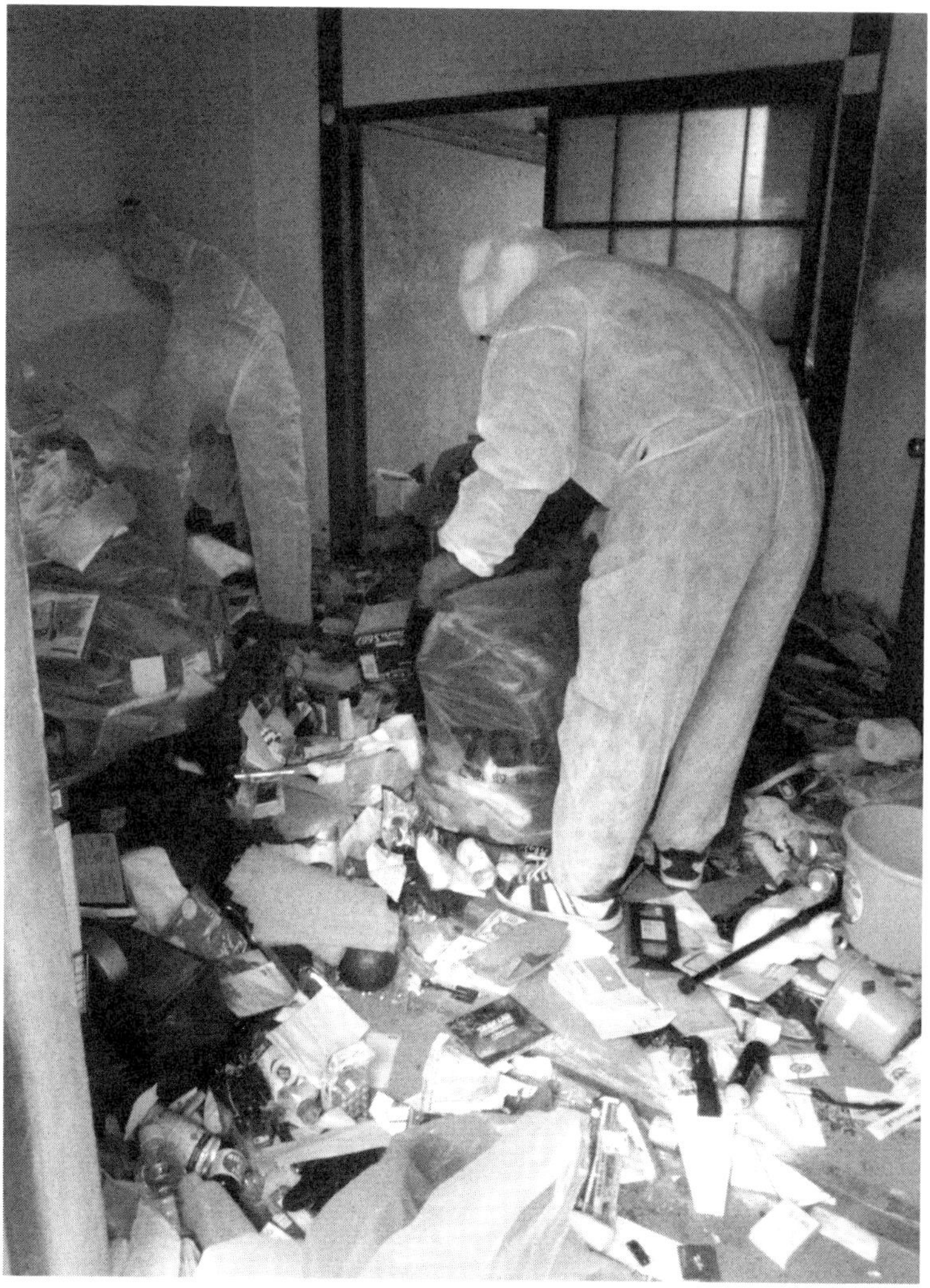
遺品整理回収の現場

東京23区の孤独死は年々増加している。2005年には1860人だったのが、2011年は2618人、2014年には2891人だ。

また2019年の大阪府警での調査では、大阪府内の孤独死の数は2996人となっている。その年の異状死（孤独死を含む）が大阪全体で1万2309人報告されており、孤独死で最も多いのは70歳代だった。次いで、60歳代、80歳代と続く。男女を見ると、男性の孤独死は2213人で女性の783人の3倍ほどになっている。大阪市の調査でも市内の孤独死の8割は男性だったという。

日本は世界と比べても高齢化が進んだ国である。高齢化に伴って、単身者も増えており、孤独死も増えているのが実情のようだ。内閣府の高齢社会白書によれば、60歳以上で一人暮らしをしている人の45・4％が孤独死を身近な問題と感じていると答えている。

日本医科大学の研究では、孤独死の死因の特徴としては、循環器疾患が多い。心筋梗塞や狭心症などの急性虚血性心疾患、さらにはくも膜下出血で亡くなっているということである。これは異状死でも同様の傾向がある。それ以外でも、自殺やアルコール性肝障害が顕著だという。

近年では、「同居孤独死」という言葉も生まれている。同居者がいるにもかかわらず孤独死が報告されるケースだ。2020年11月、読売新聞は「同居孤独死」の実態についてこう報じている。

「自宅で死亡し、同居の家族らがいるにもかかわらず4日以上発見されなかった『同居孤独死』が2018年の1年間で、東京23区と大阪、神戸両市内で204人いたことが、各監察医事務所への取材でわかった」

高齢化が進むことによって高齢者のみの世帯が増加したり、認知症や寝たきりなど自宅で介護が行われるケースも増えている。またひきこもりなど未婚の子どもと同居している高齢世帯もある。そういう世帯で、「同居孤独死」が起きやすいという。

そうした死体が発見された場合、異状死として扱われ、警察によって処理されることになる。

日本では「8050問題」と呼ばれる問題も顕在化している。文字通り、80歳代の親と、ひきこもりなどの問題を抱えた50歳代の子どもの2人暮らし世帯という意味だ。未婚で親と同居している40～50代の数は、1995年の112万人から2010年は263万人、2015年には341万人と増加を続けている。こういう世帯が増えれば、「同居孤独死」の件数も増えることになるだろう。

孤独死の取材もしてきた私の感触では、孤独死という言葉は、必ずしも実態を反映しているとは言えないかもしれない。なぜなら、1人で、部屋などで亡くなってからしばらく発見されることがないケースでは「孤独」ではない人も多いからだ。

同じ屋根の下に暮らしていたり、近所に家族や親戚がいるケースもあり、決して社会的に身寄りもない「孤独」とは違うからだ。このあたりの定義もまだ曖昧なままである。

「同居孤独死」の現場

孤独死で発見された遺体はどう扱われるのだろうか。発見者はまず警察に連絡することになる。すると警察が現場に臨場し、遺体は解剖にまわされる可能性が高い。事件性の有無も調べる必要がある。

法医学者らが扱う遺体の中でも腐敗している場合は、対処が異なってくる。まず臭いが強いからだ。その臭いは一度嗅いだら忘れないものである。私は、真夏の炎天下で腐った生ゴミの入ったゴミ袋から漂う甘酸っぱいような臭いを嗅ぐと、人の腐敗臭を思い出す。

ある元監察医はこう語る。

「お腹にはガスが溜まるので切って開けたときに、その臭いが一気に広がり『ウワッ』となることもある」

こんな死因究明の現場に立ち会ったことがある。70歳代の男性が訪ねてきた介護士によって発見された。布団の中で、仰向きで亡くなっていた。遺体は腐敗が始まっていた。

現場検証をした警察は、死体には争った形跡も外傷もなかったが、発見状況、現場の状況、死体所見などで死因が判然としないために、司法解剖を実施することに決めた。

朝の9時には、納体袋に入った遺体が解剖室に運び込まれた。解剖室の隣にある事務所で、警察の検視官などがこの日に執刀する法医学者に状況を事細かに説明する。法医学者も既往歴から服用していた薬などについて質問し、検視官による説明にさらに突っ込んだ質問を行なっていく。警察が用意した現場の写真などもじっくりとチェックする。そうした細かな情報を把握することで、解剖時の死因究明には重要なヒントになるのである。

説明によれば、この男性には同居する中年の息子がいた。だが少し知的障害があったため、おそらく、父親が死亡していることに気が付いて、姿を消し、行方不明になったとみられていた。また男性は数年前に脳梗塞で入院したことがあったが、その後、病院には行きたくないと主張して、通院を止めてしまっていた。

「では行きましょう」

法医学者が一言発すると、検視官らは「よろしくお願いします」と席を立つ。そしてともに解剖室に移動する。

解剖台に仰向けに横たわった遺体の周りには、法医学者と解剖助手、記録係、内臓などを撮影する写真係、警察の検視官、さらに遺体を解剖する際に血液などを拭き取るタオルを次々と洗う助手もいる。こうした人たちがチームになって解剖を行なっていく。

腐敗したその遺体は、皮膚がかなり変色している。

腐敗とは、バクテリアによる組織の破壊である。青緑っぽい色になっている部分もある。皮膚の一部は腐敗して火傷をしたときに1枚うっすらと皮がめくれたような状態になっている。また仰向けで死んでいたことから、背中を見ると、広く死斑が確認できた。背中に血液が溜まるために、青黒くなるのだ。

前面から体を開き、内臓を確認していく。なんとも言えない生臭さのある腐敗臭が漂う。

ただ解剖室にいる誰も気にするそぶりはない。腐敗が進んでいるために、内臓は溶解が起きていて、臓器が確認しづらくなっている。法医学者からも、「うーん、臓器が溶けていてわかりづらい」との声が漏れる。

そうしていると、電動ノコギリの音が聞こえた。助手が頭を開けるために頭蓋骨を削っているのだ。頭蓋骨を外して確認すると脳も溶けかけていた。すぐにでも崩れてしまいそうな脳を取り出し、スライスしながら調べるが、脳内に出血した形跡は確認できなかった。脳梗塞の既往例があったが、脳に死因は見つけられない。

あっという間に、ほとんどの臓器が取り出された。脳には致命傷はないと見たこの法医学者が次に注目したのは胃である。胃の内容物と消化具合で少なくとも死のタイミングはわかるからだ。

プラスチック容器の上で、食道部分を左手で持ちながら、胃袋を切ると内容物がボトボトと落ちる。遺体が腐敗しているため、胃の内容物も異様な臭いを発している。胃をさらにきれいに開いて内側にも異状がないかを調べる。

内容物は裏ごし器ですくって、水をゆっくりと垂らしながら見ていく。すると、まだ消化し切っていない玉ねぎやにんじんなどが確認できた。実は検視官の説明では、遺体が発見された際、部屋には野菜の煮物などを食べた形跡が残されていた。

執刀の法医学者は、「胃の内容物の消化具合を考えると、死亡したのは煮物を食べた後3時間以内だと考えられる」と述べた。

ここからどんなことがわかるのか。

人は死亡するとその瞬間に胃の働きが止まる。ただ脳梗塞などを起こして意識がなくなってゆっくり死亡していく場合、胃の働きはすぐには止まらないため、数時間、消化が続いている可能性が高い。

仮にこの男性が脳梗塞などで死亡した場合は、ここまで胃の内容物が残っていないと考えられた。つまり、死因は心筋梗塞などの急死だった可能性があるという。

死因を特定できないまま、解剖は終了した。このあとは、さまざまな薬毒物検査で、死因につながるヒントはないかを調べることになる。臓器の一部や血液などを採取して、ホルマリンで状態を固定して保管した。

このケースのような腐敗した死体は夏場に急増するという。気温が高いために、腐敗が進むペースも早い。そうなると死因究明も一筋縄ではいかなくなるのである。

煮物を食べてから亡くなった男性と同居していた息子は、後日水死体で発見された。自殺だったと見られている。自殺の理由はわからないが、仕事をしておらず、父親の年金で暮らしていたことから、父親が亡くなったことで将来を悲観したのかもしれない。

先に述べた通り、同居人がいても孤独で死亡するケースは少なくない。孤立していたのである。関東のある法医学者はこんなケースを担当している。

男性は50歳代。一軒家の自室で死亡しているところを発見されたのだが、死後10日ほどが経っていた。男性が住んでいた家では、実は妻と娘も同じ屋根の下で同居していた。ただ妻によれば、夫は家で自室に引き籠もっていたのだという。食事などは台所に用意されているものを気が向いたときに取りに来て、部屋に運んで食べるという生活だった。しばらく姿を見なくても誰も気にしない、という家庭環境だった。

遺体は、しばらく姿を見ていないと思った妻が部屋を確認したことで発見された。警察はもしかしたら事件の可能性もあるかもしれないということで、司法解剖が行われた。

男性は、自宅にあるベッドの端に座って立ち上がろうとしたところで意識を失ったのか、下半身がベッドの外に出ている状態で、仰向きに寝ている状態で発見された。

解剖を進めていくと、特に身体からは異状は見つからなかった。ただ、胸部の大動脈に豚脂様凝血という血の塊があったことから、気を失ってから、ゆっくりと亡くなっていったことがわかり、死因は凍死であることが判明した。

また孤独死では、こんなケースも起きうる。

２００６年に広島で寝たきり状態だった60歳の男性が死亡しているのが発見された。男性はその３年ほど前に脳内出血を起こして手術を受け、一命を取り止めたが、歩けなくなり、言語障害も残った。食事や排泄など身の回りのこと全般で介護が必要な「要介護３」に認定されていたという。

その後、男性と一緒に暮らしていた妻と息子２人が逮捕された。介護がなければ生きられない状態の男性を、ネグレクトしたことで死亡させたという容疑だった。民間の介護施設の職員が訪問した際に、男性の遺体を見つけて通報した。

この一件を報じた読売新聞によれば、遺体は一部白骨化しており、家族のネグレクトが悪質だとして、警察は家族を保護責任者遺棄致死容疑ではなく、「未必の故意」による殺人容疑を適用したという。「未必の故意」とは、明確に殺す意思がなくても、そのままでは死亡することを認めつつ放置することを指す。

こういうケースでも、解剖は不可欠である。

前出の千葉大学の岩瀬博太郎教授はこの事件について、「たとえば、糖尿病の患者にインスリンを打たずに放置し、高血糖発作で死亡させた場合には殺人や保護責任者遺棄致死になり得る」と述べる。しかし、きちんと解剖に回して死因を精査することなく、見ためや状況から考えて死因をよくある「心筋梗塞」などとして処理してしまえば、「犯罪の認定は困難になる」という。

孤独死を巡る諸問題

孤独死についてもう一つ特筆すべきは、腐敗した遺体などが発見された後の損害額だ。腐敗した遺体からは体液や臭いなどが出るために、賃貸住宅などの原状回復に通常以上のコストがかかる。臭気を消すのには特別な液体などで掃除したり、遺体が発見された床などは張り替えも必要な場合がある。

日本少額短期保険協会の調査では、「残置物処理費用」は平均で22万6 6 1円がかかり、「原状回復費用」では38万1 1 2 2円が平均の損害額になっているという。

こうした事例は今後、増えることは間違いないと言っていいだろう。

さらにこんな話もある。

最近、高齢者の看取りの場所を自宅にしようという考え方が広がっている。高齢者施設のような場所ではなく、家族のいる環境の中で最期を迎えてもらおうというものだ。その取り組みは、在宅看取りとして知られており、高齢化社会が進む日本ではこれからさらに注目される可能性がある。

厚生労働省がまとめた「在宅医療の最近の動向」によれば、在宅医療を必要とする人の数は２０２５年には29万人になると推計されている。これは現在から約12万人増えることを意味する。「終末期ケアも含む生活の質を重視した医療としての在宅医療のニーズは高まっている」と指摘する。

ただ重要なのは自宅で介護をする際にも、きちんと主治医を決めて診療してもらう必要があることだ。さもないと亡くなった際に死亡診断書（異状死体の場合は死体検案書）を発行するために警察に連絡する必要があり、そうなると変死体扱いになって不要な解剖が行われてしまうなどの予期せぬ結果になりかねない。

さらに介護を受けている人が苦しみ出すと家族が救急車を呼んでしまい、そこで主治医と連絡が取れないと既往歴などがわからなくなり、警察が介入して解剖をしてしまうケースもある。

家族に穏やかに最期を迎えてもらうために自宅で看取っても、結局、遺族の承諾の必要がない解剖に回されて数日戻ってこず、胸からお腹に痛々しい縫い跡を付けて帰ってくる――。そんなこともありうるのだ。

よくあるのが、在宅で治療などを行っていて、容態が悪化して病院に運ばれたが、病院到着後すぐに死亡してしまうケースで、救急指定病院などであっても担当した医師が死亡診断書を書いてくれない場合がある。

そうなると警察に連絡が行き、検視が行われることになる。そこから、事件性がないとされたとしても、調査法解剖（新法解剖）に回されるケースもある。

例えば、東海地方で、在宅医療として年配の患者などの主治医をしている医師はこう話す。

「ずっと患者さんを在宅で見ていても、家族やヘルパーが救急車を要請してしまうこともあります。そして、搬送先の病院から警察に電話があり、警察から私のところに電話が来る、ということもあります」

主治医ならそこで死亡診断書を書いてもいいのではないかと思うが、警察が関与することで、ことはそんな単純では済まなくなるという。

「電話してきた警察からこんなふうに言われたこともあります。『先生、事件性が絶対にないと保証してくれるなら、先生の責任で死亡診断書を書いてもいいですよ』と。でも、そんなことは僕には保証できないですよね」

こうしたケースについて、在宅看取りと死因究明について積極的に発言している横浜市立大学の法医学教室の井濱《いはま》容子教授はこう言う。

「主治医に電話をしてくるだけ、この警察の対応はいいほうだと思いますね。死亡診断書を主治医が書ける余地があるからです。警察から電話もなく、遺族から事後報告で『遺体は警察に行ってしまいました』と言われるケースもあるようです」

医師らが生と死をまたいで、既往歴から死因までの情報共有ができれば、不必要に解剖などが行われなくても済む。その解決策として、医師や法医学者が率いる死因究明のための独立したセンターや役所のようなものが作られれば、そうした生と死にまつわるデータも一括で集約して共有することも可能になる。

死因究明法案などが議論されているころから、法医学会から提案されてきた「法医学研究所」が作られるべき理由はこういうところにもあると言えそうだ。

井濱は法医学者として「在宅患者を看取る医療側と、警察と、その先にある法医や検案医（警察医）などが情報を共有できるシステムがあれば、もっと死因究明がスムーズになると考えられます。そうすれば緊急救命医なども死亡診断書を書けます」と提案する。

これから超高齢化時代を迎える日本にとっては、犯罪捜査、公衆衛生、身元特定、看取りなどすべて、専門教育を受けた医師がきちんと調査して死因究明を行なっていく体制が必要ではないだろうか。

井濱が横浜市立大学の法医学教授になったのは２０１５年のこと。弘前大学医学部を卒業後、２００２年から２０１５年までは沖縄の琉球大学で法医解剖や研究を続けてきた。

もともとは法医学ではなく、精神科医になりたかったという井濱だが、「病理学とか解剖学、外科学が好きだったので、法医学も一時勉強するのはいいかなと思って大学院に進んだら、そのまま、今は教授になっています。でも自分の興味の根っこは精神科も一緒です」と言う。

そして「実は最初から大きなモチベーションがあったわけではないんですよ」と笑った。井濱がそもそも医学部に進学した理由は、「正常」と「異常」とはどういうことなのか、ということに興味があったからだと言う。

「異常ってなんだろうと。時代や文化、国によってもその異常というのは違いますよね。そこを知りたいというのがあるのです」

それは法医学にも通じる。遺体の解剖などから、何が正常で、何が正常ではなく、何か異常はないかを精査するのが法医学者の仕事である。そして、毎日のように、死の真実を突き詰めるための解剖や研究、啓蒙活動を続けている。

その中でも井濱が最近、力を入れているものの一つが、高齢化社会となった日本が直面する在宅の「看取り」の問題なのだ。講演活動などでも現場の現状を伝えている。

このまま手をこまねいていれば、高齢化社会で死体格差は拡大するばかりだ。アメリカやオーストラリアのように、死を司る独立した検視局がすべての死を扱うことで死因究明にまつわる環境は改善するだろう。そうすれば、本書で見てきたような課題も解決できる可能性が高い。犯罪の見逃しなども減っていくだろうし、裁判でもさらに客観的な証拠が使われて冤罪も減るはずだ。

その上で、日本中のどこにいても同じように死を扱ってくれるシステムがあれば、死体の格差もなくなる。

どんな時代になっても、結局、人間は誰しも、生まれた以上は死ぬ運命にある。どんな死に方をしようとも、専門家がその死体の尊厳を守ってくれる。それも、目指していくべきではないか。

日本にいる150人ほどの法医学者たちのほとんどは、そのための準備ができている。あとは、その人材を生かすための法整備とシステムが必要なだけである。彼らが活躍できる場所が確保できさえすれば、この国に生きる私たちは安心して生を閉じることができるようになるのである。

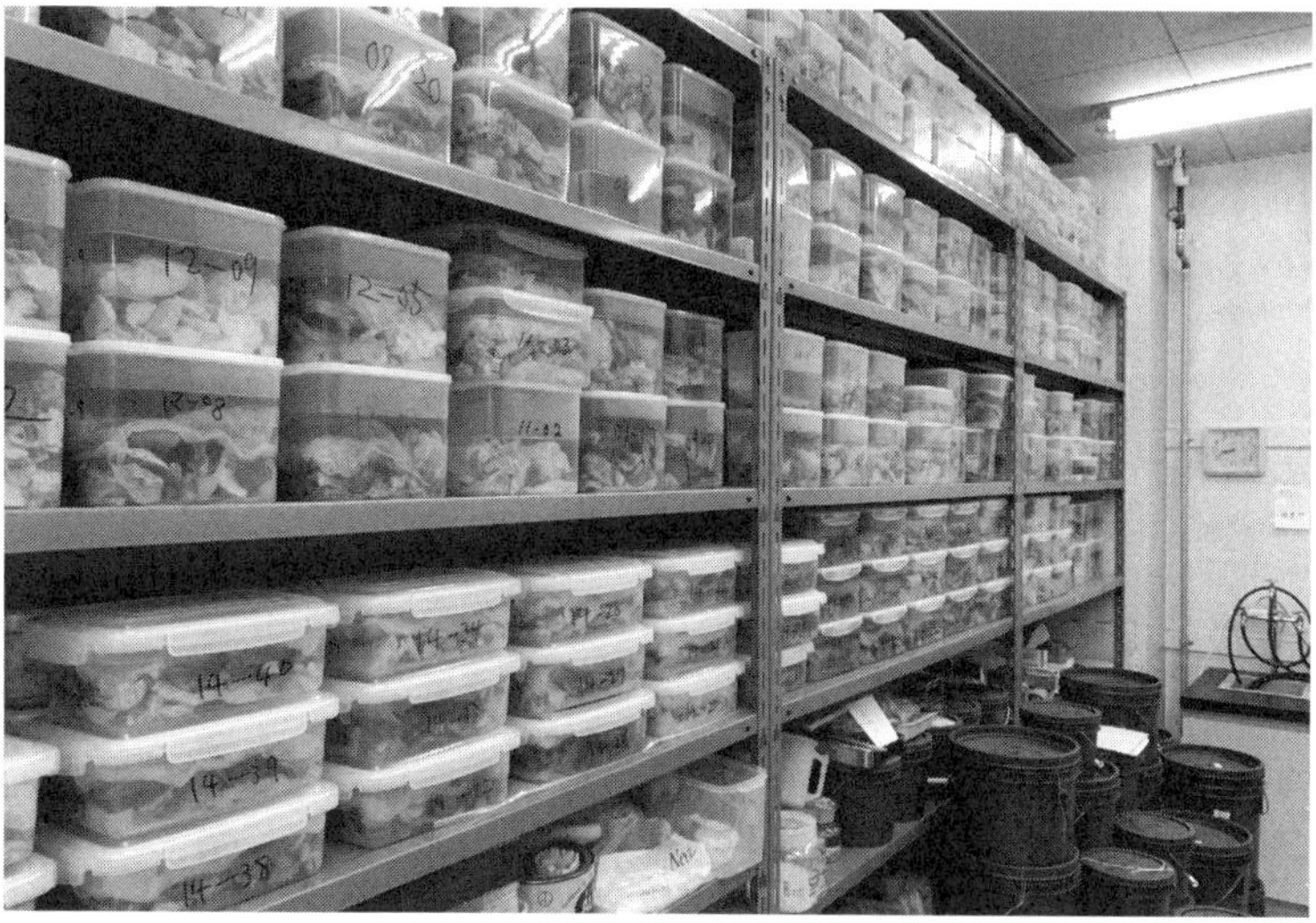

法医学教室に保存された内臓組織

あとがき　一日も早く死因究明制度の確立を

新型コロナウィルス感染症は、日本の死因究明の脆弱性を浮き彫りにした。死因究明の前に、そもそも新型コロナのような感染症で死亡する遺体を扱える施設が日本には十分にない。それは本書で明らかにしてきたとおりだ。

さらに新型コロナは別の構造問題も浮き彫りにした。

日本の死因究明制度は三つの省庁にまたがって管理されている。事件性のある異状死体は警察庁が所管し、各警察署が動く。犯罪性はないが公衆衛生目的で異状死体を解剖するケースでは、警察または自治体が仕切り、解剖に関しては厚生労働省が監督している。しかも司法解剖などの法医解剖を執刀できるのは大学医学部に所属する法医学者であるために、法医学者らは文部科学省の管轄下で勤務している。

この縦割りによって、新型コロナに襲われた日本の死因究明の現場は、誰が指針を出すのかも不明で混乱した。さらに予算も省庁ごとに分かれているために現場の法医学者らが複雑な費用の管理を強いられている。そんなつぎはぎだらけの現実を、新型コロナは容赦なくあぶりだしたのだ。

最後にもう一つ、日本の死因究明の現状で、法医学関係者らの間で改善が求められている重大な課題に触れておきたい。

警察医のあり方だ。

異状死体が発見され、110番通報があった場合、警察が現場に赴いて死体をどう扱うかを決める。そのまま異状がないと判断されれば、臨床の医師である「警察医」が遺体を見て死体検案書を書く。診療を行なってから24時間以内に死亡したり、診療中の病気が死因で死亡すれば死亡診断書を臨床医が書くが、異状死体などであれば死体検案書を役所に提出することになる。死亡と死因を認めるこれらの書類を書くことができるのは、医師免許を持った医師だけだ。「警察医」とは、日本各地の警察に協力する警察協力医と、警察から嘱託を受けた警察嘱託医の総称である。その数は全国で4000人ほどと言われている。地元で開業医などをしている場合が多いが、法医学者などとは違い死因究明の専門家ではない。

医師であっても、遺体の外表や既往歴だけで死因を特定するのは容易ではない。そこで死因がわからない、犯罪性がある、などとなれば、法医学者などの元に遺体は送られて司法解剖など然るべき死因究明が行われる。だが警察医が死因を、その場で、推定で決めてしまうことも多く、問題視されているのだ。

2010年に設置された「犯罪死の見逃し防止に資する死因究明制度の在り方に関する研究会」の提言には、

「検案医（著者注：遺体を見て死体検案書を書く医師）の中には法医学の専門的な知識と経験を有していない者が少なくないため、検案医によって法医学的に正確な死因判断がなされない場合や警察官が犯罪死か否かの判断を行う上での適切な助言を得られない場合もあり得る」

と指摘されている。

また著名な法医学者である押田茂實・日本大学名誉教授は著作『法医学現場の真相』（祥伝社）の中で、「少なすぎる法医解剖数」という項でこう書いている。

「実際に解剖しないと、本当の真相が分からないということに関しまして、慶應義塾大学医学部法医学教室の、尊敬する柳田純一元教授が書いています。柳田先生は、東京都監察医も兼ねておりましたが、非常に参考になるデータを残してくれたのです。つまり、ご自分で経験した一万体におよぶ事例について、外から死体を見た時に、これは病死だろうとか、そして予想できる死因はこれだろうと、一つひとつノートに記載しておいたのです。それを実際に行政解剖にまわして、その結果と照らし合わせてみたのです。そうしますと、外から見た予想した死因が大幅に外れていたのです。つまり、一般で言う誤診が約四〇％近くもあり、他の慎重な同僚の監察医の成績を調べても、ほぼ同じだという驚くべき結果であったのです」

さらにこんな話もある。たとえば、警察から検視を求められた医師が外表を見て死因はわかりませんと伝えると、死因を何か書いて欲しいと要求され、さらにわからないと突っぱねると、警察が別の医師に検視を頼んで適当な死因を書かせた――。

私が取材で話を聞いた法医学者たちのほとんどが、「外表だけでは死因はほとんどわかりません」「外表だけではほぼ判断できない」と語っている。本来であれば、死因がわからなければ法医学者に委ねるか、または少なくとも死体検案書の死因に「推定」などと併記すべきだという。

だが、ここにも格差がある。たとえば滋賀県では、警察医は存在しない。代わりに、緊急搬送された先の緊急医や、警察と関係のいい医師が協力を求められている現状がある。一方、医師や法医解剖医などが警察などのプレッシャーで正確に死因を決められないようなことが起きた場合に対処する連絡制度も作っており、現場では法医学者らが正しい死因究明を目指して奮闘している。

逆に、愛媛県であれば愛媛県警察医会という組織を置いて、検屍（検視）について「検屍学」という独特の研究を行なっている。愛媛県警察医会の学術部が『臨床検屍・臨床医のための検屍ノート』という書籍も出版している。「検屍学」という学問はあまり聞いたことがないが、警察側が県内の検視にかなりの影響力をもっていることの現れだと言えよう。ただ愛媛県の解剖率などは他と比べても特段高いわけではないし、警察が死因究明を扱うことへの是非を議論するような根本的な問題提起はないという。ただ既に述べた通り、世界でも警察が死因究明を仕切っている国はほとんどない。

そして今、全国的に、警察に嘱託される警察医になりたいという人が少なくなっている傾向があり、人手不足が問題になりつつある。死体の検視に時間も関係なく突然呼び出されることから、その対応にもかなり負担がある。体力もいるのだ。しかも、警察医の高齢化が進んでいる。こうした課題もこれからさらに顕在化すると見られており、ここまで見てきたような問題点を鑑みると、死因究明制度には根本的な改革を考える必要があるのではないだろうか。もう待ったなしなのだ。

ただでさえ少ない法医学者が解剖をできない状況になれば、混乱が起きるのは当然である。例えば、ある県では、法医学者が体調を崩しているために、代わりに准教授が１人で県全体の解剖を執刀しているという。それでは追いつかないこともあり、警察が周辺県に遺体を運んで解剖してもらうケースもあるという。

関東のある県では、地域の法医学者と警察の関係が悪化しており、結局、県を越えて遺体を運んで解剖を行なっている。

山陰地方のある県や、九州のある県では、解剖よりも研究に専念したいと解剖要請にも応じたがらない法医学者が知られている。そのため、解剖率もかなり低くなっている。

大学によっては、学校から解剖よりも研究を重視してほしいという方針がある場合もあるために、一概に法医学者の問題だとは言えない。だが現実として、こうした地域で死亡すると、他の地方に比べてスムーズに死因究明のための解剖が行われない可能性がある。俗に親と上司は選べないというが、まさに私たちが選ぶことのできない格差がそこにはある。

とはいえ、法医学者たちが見ている方向は実はそう違わない。法医学者は大学に所属している場合がほとんどであり、そうなると、臨床の医師などと比べると給料もそれほどいいわけではない。ただそれでも法医学の世界にいる理由は、死者の尊厳を守り、死因究明で得られた教訓を生きている人たちのために生かしていきたいという、使命感しかない。

テレビや映画などで法医学がさまざまに描写されることは多くの法医学者たちが歓迎しているが、実態はかなり過酷な職場である。彼らが望むのは、法医解剖や研究、後進への教育に集中できるようになることだ。それが今はまだ不十分で、負担はすべて現場にしわ寄せがいっているのである。

日本の死因究明制度を根本から変えようとしても、その道は険しいものだ。２０２０年４月には死因究明等推進基本法が施行され、さらに厚生労働省で死因究明に関わる勉強会や議論が行われている。しかし、10年ほど前の法整備の際に法医学会が目指した死因究明のための独立した法医学研究所が作られる見通しは今のところない。

死因究明を司る機関の設立が実現できれば、他国と同じような、独立した死因究明システムが社会のために機能するはずだ。それは、法医学者の活動に寄与するだけでなく、広く国民のためにもなると期待されている。そんな制度が日本で実現することを願わずにはいられない。

この本の執筆にあたり、何人もの法医学者たちと触れ合ってみると、彼らが使命感を持って仕事をしていることがよくわかった。法医学者である医師たちにはもちろんそれぞれに個性があり、法医学という学問に対する考え方もそれぞれである。日本にある82の法医学教室にそれぞれ法医学者がいるので、それは当然のことだが、彼らの魅力の一部でも伝えられたなら本望だ。

新型コロナウィルス感染症による自粛措置や諸事情で取材をできなかった法医学者や関係者も少なくなかった。もっとも、司法解剖といった事件にかかわるような事例、または調査法解剖などを扱っていることもあり、公に発言は控えたいという方々もいたが、その考えも当然であり、理解できる。それでも、法医解剖と大学教授としての業務で慌ただしい状況にもかかわらず、法医学の世界を紹介することが法医学の抱える問題を広く知ってもらうきっかけになるとして、大勢の関係者が取材に協力してくれた。公共のための学問であるということを強調した法医学者も複数いた。

本書で日本にいる法医学者の人たちのすべてを描写できたとは無論、思っていない。ただ少なくとも、日本の死をめぐる状況と2021年の法医学界の「現在地」を記録することはできたのではないだろうか。彼らのような医師とスタッフたちが、私たちの日常を根底から支えているという事実が広く知られてほしいと考える。

本書の執筆にあたり、実名を出せず匿名でコメントをしていただいた法医学、警察、自治体の関係者の方々、関係者の皆さんの協力や助言なくしては、この本を完成させることができませんでした。ありがとうございました。

そして何よりも、本書に登場していただいた法医学者の先生たちに心より感謝いたします。

例外なくすべての先生が多忙を極める中、貴重な時間を割いて取材に協力していただきました。
彼らがベストな状況で能力を発揮できる体制が、一刻も早く構築されることを強く願うものです。

２０２１年８月　山田敏弘

《主要参考資料》

『エッセンシャルシリーズ　NEWエッセンシャル　法医学』髙取健彦監修、長尾正崇編（医歯薬出版、2019年）

『法医学現場の真相』押田茂實（祥伝社、2010年）

『トリカブト事件と私』大野曜吉（めるくまーる、2019年）

『死体は今日も泣いている 日本の「死因」はウソだらけ』岩瀬博太郎（光文社、2014年）

『焼かれる前に語れ』岩瀬博太郎、柳原三佳（WAVE出版、2007年）

『法医学者、死者と語る』岩瀬博太郎（WAVE出版、2010年）

『死体は語る』上野正彦（時事通信社、1989年）

『死因不明社会』海堂尊（講談社、2007年）

『死因不明社会2』海堂尊、山本正二、飯野守男、高野英行、長谷川剛、塩谷清司（講談社、2011年）

『なぜ君は絶望と闘えたのか』門田隆将（新潮社、2008年）

『光市事件 弁護団は何を立証したのか』光市事件弁護団編著（インパクト出版会、2008年）

『全告白　後妻業の女』小野一光（小学館、2018年）

『筧千佐子　60回の告白』安倍龍太郎（朝日新聞出版、2018年）
『医療関連死を科学する』全日本民主医療機関連合会視察団編著（かもがわ出版、2007年）
Jentzen, Jeffrey, Death Investigation in America: Harvard University Press, 2009
Noguchi, Thomas, Coroner: Simon and Schuster, 1983

扉写真　Ivo Gonzalez／アフロ
本文写真　著者提供

本書の感想をぜひお寄せください。

山田敏弘　Toshihiro Yamada

国際ジャーナリスト、米マサチューセッツ工科大学（MIT）元フルブライト・フェロー。講談社、ロイター通信社、ニューズウィーク日本版などに勤務後、MITを経てフリー。著書に『世界のスパイから喰いモノにされる日本　MI6、CIAの厳秘インテリジェンス』（講談社）、『サイバー戦争の今』（KKベストセラーズ）、『CIAスパイ養成官　キヨ・ヤマダの対日工作』（新潮社）、訳書に『黒いワールドカップ』（講談社）など。数多くの雑誌・ウェブメディアなどで執筆し、テレビ・ラジオでも活躍中。

死体格差《したいかくさ》　異状死《いじょうし》17万人《まんにん》の衝撃《しょうげき》

著　者　山田敏弘《やまだとしひろ》

発　行　2021年9月15日

発行者　佐藤隆信
発行所　株式会社新潮社　郵便番号 162-8711
東京都新宿区矢来町 71
電話：編集部　03-3266-5611
読者係　03-3266-5111
https://www.shinchosha.co.jp
装幀　新潮社装幀室

印刷所　株式会社光邦
製本所　株式会社大進堂

ISBN978-4-10-334773-6　C0095
価格はカバーに表示してあります。

不寛容論
アメリカが生んだ「共存」の哲学
森本あんり

「不愉快な隣人」と共に生きるにはどうすればいいのか。植民地期のアメリカで、多様性社会を築いた偏屈なピューリタンの「キレイごとぬきの政治倫理」。

《新潮選書》

血の雫
相場英雄

ネットを駆使する連続殺人犯を追う、心に傷を持つ〝元エリート〟刑事。執念の捜査の果て、彼が選んだ「正義」とは——犯人の衝撃的な動機に、あなたは必ず涙する！

決断の条件
会田雄次

日本人はなぜ「優柔不断」なのか。なぜ「思いつき」で決めてしまうのか。マキァヴェリ、韓非子、孫子など先哲の言葉から、意思決定の要諦を導きだす。

《新潮選書》

憲法改正とは何か
アメリカ改憲史から考える
阿川尚之

「改憲」しても変わらない、「護憲」しても変わってしまう——米国憲法史からわかる、立憲主義の意外な真実。日本人の硬直した憲法観を解きほぐす快著。

《新潮選書》

貧者を喰らう国
中国格差社会からの警告【増補新版】
阿古智子

経済発展の陰で、蔓延する焦燥・怨嗟・反日。共産主義の理想は、なぜ歪んだ弱肉強食の社会を生み出したのか。注目の中国研究者による衝撃レポート。

《新潮選書》

中国はなぜ軍拡を続けるのか
阿南友亮

経済的相互依存が深まるほど、軍拡が加速するのはなぜか。一党独裁体制が陥った「軍拡の底なし沼」構造を解き明かし、対中政策の転換を迫る決定的論考。

《新潮選書》

心を病んだらいけないの？
うつ病社会の処方箋
斎藤環
與那覇潤
「友達」や「家族」はそんなに大事なのか。「働かない」と負け組なのか。「話し下手」はダメなのか。精神科医と歴史学者が生きづらさを解きほぐす。〈小林秀雄賞受賞〉
《新潮選書》

漢字世界の地平
私たちにとって文字とは何か
齋藤希史
漢字はいつどのようにして漢字となり、日本人はこの文字をどう受けとめてきたのか？　甲骨文字から言文一致へ、漢字世界のダイナミズムを解き明かす。
《新潮選書》

経済成長主義への訣別
佐伯啓思
成長至上主義がわれわれに幸福をもたらすというのは大嘘である。経済学の意味とは？　成長信奉のからくりとは？――社会思想家による人間中心主義宣言。
《新潮選書》

ごまかさない仏教
仏・法・僧から問い直す
佐々木閑
宮崎哲弥
「無我と輪廻は両立するのか？」など、仏教理解における数々の盲点を、二人の仏教者が、ブッダの教えに立ち返り、根本から問い直す「最強の仏教入門」。
《新潮選書》

レッドアローとスターハウス
もうひとつの戦後思想史【増補新版】
原武史
一九六〇年代の東京郊外、なぜ西武沿線の団地に革新思想が力を伸ばしたのか？　特急電車「赤い矢」と星形住宅が織り成した皮肉な空間を炙りだす力作評論。
《新潮選書》

炭素文明論
「元素の王者」が歴史を動かす
佐藤健太郎
農耕開始から世界大戦まで、人類の歴史は「炭素争奪」一色だった。そしてエネルギー危機の今、また新たな争奪戦が……炭素史観で描かれる文明の興亡。
《新潮選書》